U0380110

合一

运动康复

吴石华　　崔连骏　著

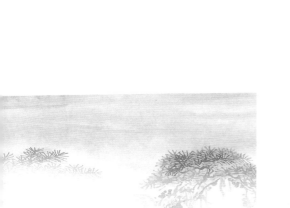

东南大学出版社
SOUTHEAST UNIVERSITY PRESS
·南京·

图书在版编目（CIP）数据

合一运动康复 / 吴石华，崔连骏著 . —南京：东南大学出版社，2021.5
ISBN 978 - 7 - 5641 - 9528 - 1

Ⅰ. ①合… Ⅱ. ①吴… ②崔… Ⅲ. ①康复训练 Ⅳ. ① R493

中国版本图书馆 CIP 数据核字（2021）第 095023 号

合一运动康复

著　　者	吴石华　崔连骏	
出 版 人	江建中	
出版发行	东南大学出版社	
责任编辑	胡中正	
社　　址	南京市四牌楼2号	
邮　　编	210096	
网　　址	http://www.seupress.com	
经　　销	新华书店	
印　　刷	南京顺和印刷有限责任公司	
开　　本	890 mm×1240 mm　1/32	
印　　张	5.5	
字　　数	160千字	
版　　次	2021年5月第1版	
印　　次	2021年5月第1次印刷	
书　　号	ISBN 978 - 7 - 5641 - 9528 - 1	
定　　价	55.00元	

* 本社图书若有印装质量问题，请直接与营销部联系，电话：025-83791830。

東魂西術
合二為一

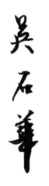

吳石華

中华文明，源远流长。

自有文字记载以来，便有治病保养之法，即便西方工业革命之前，人类技术普遍落后，仍未能阻挡老祖先之探索道路，难度之大，一切唯有从实践入手，日复一日，年复一年，代复一代……数千年之积累，铸成今日之大厦，可谓壮观，乃中华之瑰宝。

近代，西方技术输入，为民造福，然与传统相遇，冲击不小，对立还是兼容，给中华子女带来巨大挑战，除旧迎新，自然是简单轻松的，多数人选择如此，不少人选择对立，极少数人选择兼容，取他人之长助自己更长，为我所用，东魂西术，铸就更高之大厦。

东，西，合二为一，合一运动康复诞生矣。

——吴石华

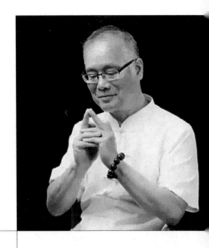

吴石华

- ◉ 中央保健局特聘专家
- ◉ 第 26 届奥运会集训及第 6 至 13 届全国运动会特邀队医
- ◉ 中央电视台《人物》、江苏电视台《万家灯火》及南京电视台《周涛讲故事》《城市面孔》等栏目专访正骨专家
- ◉ 南京中医学会理事
- ◉ 中国民族医药学会筋骨养护分会副会长
- ◉ 世界中医药联合会体育健康发展委员会理事
- ◉ 南京中医药大学丰盛健康学院客座教授
- ◉ 南京明星骨伤康复诊所主任
- ◉ 著有《吴氏石华正骨》

崔连骏

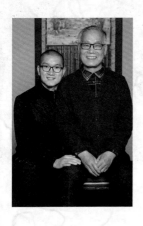

相关学习与经历：

- ◉ 美国国家运动医学院 NASM 认证
- ◉ 赛普健身学院全能专家私人教练认证
- ◉ 中国健美协会高级私人教练认证
- ◉ 动态神经肌肉稳定（DNS）认证
- ◉ MKT 功能性贴扎认证
- ◉ 北京健美协会高级私人教练认证
- ◉ 运动中的解剖列车课程认证
- ◉ 常见肌肉骨骼的损伤预防与康复课程认证
- ◉ 普拉提课程认证
- ◉ 福特钠斯运动康复师认证
- ◉ 福特钠斯跑步训练师认证
- ◉ 福特钠斯 EMR 认证
- ◉ 澳洲四肢关节松动术认证
- ◉ T=R 训练即恢复认证
- ◉ ART 美式整脊认证
- ◉ 一步运动医学运动康复师认证
- ◉ 北京健华国际健身学院运动康复讲师
- ◉ China Fit 特邀讲师
- ◉ 注册国际心理咨询师（CIPC）
- ◉ RSM 复位训练创始人
- ◉ 南京好状态健康管理有限公司总经理

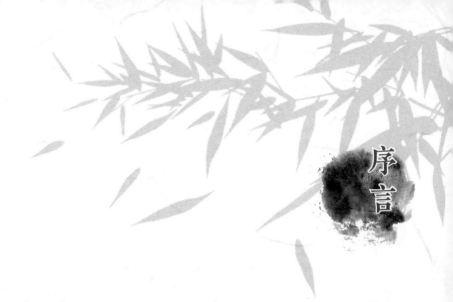

序言

　　中国有句谚语："千里之堤，溃于蚁穴！"往往那些很严重的后果都由一些不起眼的小问题慢慢发酵而引起。

　　我们身体的很多急慢性疼痛与损伤，也都是由生活中的很多微习惯所导致，尤其是运动的缺乏，以及维持在一个低效的固定姿势过久。然而，生活中的大多数普通人，既没有时间也没有兴致为自身的健康去找到并改掉那些坏习惯。不过，只要你愿意，这一情况将因本书而终结。我们的《合一运动康复》既能够让练习者轻松明白训练的基本原理，从而能够激发练习者的主观能动性，又将中西技术合并，合二为一，一加一大于二，从而具有良好的锻炼和治疗效果。而且，这套训练经历了临床的大量实践，同时又建立在人体自然属性的基础之上，融合到了日常生活当中，生活即是训练，训练即是生活，从而有利于坚持，有利于"积跬步"，然后"至千里"。

　　本书第一章详细呈现了中国传统养生功法——五禽戏，该功法是东汉大医学家华佗继承古代导引养生术，依据中医阴阳五行脏象、经络气血运行理论、观察多种禽兽动物的活动姿态和特征，选以虎、鹿、猿、熊、鹤五种不同动物的形象和特征，创编的一套养生健身功法。遗憾的是，这套功法的细节并没有详细的文字记载，更多的是依靠口传心授，所以，动作的顺序及细节难免产生了一些差异。

我的祖先于明朝由江西乐平迁至湖北黄冈再转到江苏南京，历代从事中医，尤为擅长正骨。我自幼受家庭熏陶，跟随父亲学习武术、推拿、踩跷、针灸、采药及正骨医术，并有幸于5岁时拜四川青城坤道师父为师，学习道医并习练道家丹道功、导引术及五禽戏。1968年在南京铁路中心医院参加工作，1973年考入南京铁道医学院医疗系，系统学习西医及中医基础理论知识，毕业后从事西医骨科工作。在长期的临床工作中，积极开展中西医结合诊治疾病，在骨伤及运动医学领域积累了一定的临床经验。受有关部门之邀，参加过第6～13届全国运动会及第26届奥运会国家队集训，负责医疗保健工作；1983—1984年参加南京鼓楼医院举行的江苏省第6届骨科进修班，师承骨科专家韩祖斌、李承球教授。

中央电视台第十套《人物》栏目2012年2月27日以《中医正骨专家吴石华》作专题报道，江苏电视台《万家灯火》及南京电视台《城市面孔》等栏目均有报道。现任中国民族医药学会筋骨养护分会副会长、世界中医药联合会体育健康发展委员会理事、南京中医药大学丰盛健康学院客座教授、南京明星骨伤康复诊所主任。为继承和发扬祖国医学遗产，我曾将自己的临床正骨经验、心得体会作归纳总结，取名为《吴氏石华正骨》。

　　与目前很多流派有所不同，我自幼跟随四川青城坤道师父所学习传承的五禽戏顺序是按五行排列的，即水、木、火、土、金，目的是为了顺应中医的相生相克理治。临床中，客户的训练体验也特别好。

　　五禽戏的康复作用被世人大大低估，很多人甚至都不知道五禽戏，更不知道其功效。为了便于推广，本书放弃了使用《青城五禽戏》作为书名，而改为选用更加能够吸引读者的《合一运动康复》。毕竟"运动康复"四个字更加契合当下人们的需求，从而能够让更多的人有机会翻开此书，大大利于普及推广。

　　本书第二章的内容便是五禽戏与现代主流运动康复的结合。由于现代人和古代人的生活环境、生活方式大不相同，尤其是固定姿势过久的生活习惯，以及大量电子产品的普及，身体产生了很多的损伤。直接练习五禽戏已经不能很好地适应，动作往往很难做对，需要先进行调整，继而能够更好地掌握并完成五禽戏的动作细节，从而从中获益。所以，结合自身情况，先行第二章的练习，再回过头来练习第一章的五禽戏，您的感觉会大不相同。

——吴石华

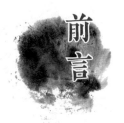

好东西总是要挖掘的！好东西才能经得住岁月的验证！

王朝的更迭、轮番的战火也无法阻碍其传承，其价值可见一般，绝非无用之事物。

如若不会品酒，挖出一坛老酒便是冲鼻的辣水；如若不懂历史，挖出的瓶瓶罐罐便是一堆无用的废品；如若不懂医术，挖出的《黄帝内经》便不是科学之物；如若不懂运动康复，挖出的丹道功、五禽戏便是传统落后之训练……

只是懂行还不够，还需要拥有很强的耐心，青蒿素的发现绝非只是偶然的运气。

中华之智慧，博大精深。非常的幸运，遇到了师父，让我免于与之擦肩而过。

非常庆幸，在只注重成绩的应试教育大环境下，我的父母选择让我自由发展。我那颗好奇心的种子得以生根发芽，我对身边的一切都充满好奇。为了究其根源，我努力学习多门学科，一切知识都是那么的迷人。

当然，最好奇的当属人体，我们周边应该找不到比人体还复杂有趣的事物了。借助好奇心这个持久的动力源，11 年前我便开始逐步探索人体，从最基础的解剖开始，到运动解剖，学习损伤机制、病理学，学习国内外最前沿的运动康复技术，探索的脚步从未停止。毫无疑问，参加众多的培训，学习各大流派的观点，这个过程必然会出现很多的噪音。为了去除噪音，获取真理，我也会用我自己的一套逻辑思维加以判断。与此同时，大量地阅读专业书籍自然是必不可少的。取其精华，去其糟粕，集百家之长，补己之短。

书籍是有形的，知识是无形的，无形的知识借助于有形的书籍进行传播，在跨越漫漫历史长河时，难免会有很多的疏漏与流失。幸亏很多知识还有口传心授这个渠道，让知识得以最大程度地完整保留。然而，由于重视程度不够，很多好的、经典的知识已经如很多珍稀动物一样在濒临灭绝。

我的师父吴石华家学渊源、世代行医，自然有很多积累。缘分促使我们相遇，此乃我今生最大的幸运。

现代与传统的相遇经常会碰撞出耀眼的火花，我与师傅也不例外。但是很快便发现，其实并没有冲突，更多的是验证，我所学的知识恰恰验证了传统训练的有效性，更是赋予了传统训练新的意义与生命。我有预感，一个全新的架构将要诞生，甚是兴奋。

于是我集中我所有精力，去理解、去体会师父传承的五禽戏、丹道功及其 50 年的行医经验。于是便有了这本书。

这本书很好地诠释了传统训练的有效性，把复杂的传统训练动作进行了较为详细的拆解，把控身体每一处的控制发力细节，更加精细。同时增添了很多更为基础、更为简单的退阶训练，以让大家能够更好地学会这套训练方法，让自己的身体达到最佳的状态，从而让生活质量大大提高。

五禽戏与丹道功都是非常古老的养生训练功法，对身体有很多意想不到的好处。但是由于很多的原因，重视不够，这些好的训练功法都在慢慢失传，其功效也渐渐被人们遗忘。非常幸运，民间仍有少量能人志士坚持着运用并传承发扬这些功法，免于失传。师傅吴石华便是其中一位，不仅将动作传承了下来，还结合 50 年临床实践，为这套训练功法发掘出了更多的好处，因此便有了本书第一章的绝美呈现。

第二章则是从西方运动康复学的视角来解读前面两套功法，从解剖、生物力学、运动模式及日常损伤机制等来论证这两套训练功法为什么有效。同时还增加了很多退阶训练，以帮助已经出现很多问题的现代人更好、更高效地掌握这两套训练。

祝您拥有更加健康的身体！更好的状态！

——崔连骏

目录
CONTENTS

第一章

五禽戏

第二章
与现代康复的融合

五禽戏

　　五禽戏是东汉大医学家华佗继承古代导引养生术，依据中医阴阳五行、脏象、经络、气血运行理论，观察多种禽兽的活动姿态和特征，选以虎、鹿、猿、熊、鹤五种不同动物的形象和特征而创编的一套养生健身功法。

　　华佗提出了防重于治，生命在于运动的主张。据《后汉书》记载：人体欲得劳动，但不当使极耳。动摇则谷气得销，血脉流通，病不得生。譬犹户枢，终不朽也。是以古之仙者，为导引之事，熊经鸱顾，引挽腰体，动诸关节，以求难老。

　　"力生于足，行于腿，主宰于腰，表现于手。"这可能是传统训练里最为大家熟悉的一句话。五禽戏里的每个动作都是对这句话最好的诠释，因为如果做不到，动作就做不对。每个动作都有加强某个特定区域能力的功能，动作的顺序也非常科学，循序渐进。

　　至于这套训练的好处，传统自有一套解释。然而如果从现代运动康复的视角来看，这套训练可以说是不谋而合，非但不陈旧，甚至创新。本书第二章将从现代运动康复的视角详细分析这套训练。

传承

五禽戏通过模仿虎、鹿、猿、熊、鹤五种动物，创造出十多个动作，与每个动物相对应，每个动作还会再细分出变式。

然而任何事物皆有其两面性，技术的传承也同样如此，尤其是跨过漫长的时代传承，很多好的东西在传承过程中遗失了，但也有很多好的东西在此过程中诞生了。

老祖先的经验传承的途径一般有两个：白纸黑字和口传心授。

白纸黑字最为准确，但因纸张的昂贵，以及漫长的时间跨度，非常容易遗失，且容易固化后人的思维，导致创新提高的缺失。

口传心授反而弥补了这一缺陷，所谓一传十、十传百，传播数量呈指数级上升，庞大的传播数量弥补了容易遗失的缺陷。但口传心授的不精确性导致知识容易传错。

然而，就像上面讲的，事物皆有其两面性，传得不准确反而促使后人能够结合实际情况，通过自身经验做出改正，反而能够促使技术不断进步。比如我师父吴石华，自幼随其父习医，从小就接触五禽戏，练习五禽戏。按顺序练习每一个动作，把控每一处细节，精细到手形、眼神、嘴形，甚至对神情的追求也达到了极致。

当然，练习这套功法并非只是为了运动锻炼而已，每个动作都有其相对应的中医五行。

我一直都关注目前主流的五禽戏锻炼，也知道每个动作都有与之对应的五行。但是直到看到师傅打的这套五禽戏，颠覆了我以前的认识，发现其动作与主流有很大的不同，最大的不同就是师傅的动作顺序是虎、鹿、猿、熊、鹤，然而主流的动作顺序是虎、鹿、熊、猿、鹤。这让我非常困惑，于是我便问了师傅这个问题，师傅说这是为了对应中医的五行。自然应该是水、木、火、土、金。

也就是：

水生木

木生火

火生土

土生金

金生水

我恍然大悟，突然一种感觉涌上心头，如果用一个字形容，就是"顺"。而且按照师傅的动作细节，以及动作顺序，练完的感觉就一个字"顺"，这么好的技法怎能失传？一定要让更多的人知道。

练习这套功法的技巧与原则可以用 12 个字概括：

先形对

乃基础

再神对

则上层

但是，读者应该明白，图书的篇幅有明显的局限性，所以"神对"的部分无法表达，须面对面教授。不过只要打好基础，即能够摆脱慢性疼痛的困扰，并不影响我们的初衷。

为了利于宣传推广，让更多人受益，本书主要侧重形对。只要在形的层面练对，配合退阶训练，即可有非常好的效果。

当然，效果的出现离不开坚持，三天打鱼两天晒网，肯定是不行的。

练习五禽戏的功效

中医角度

五脏、六腑都可以得到调理。

体态恢复

正常的人练练五禽戏即可预防很多问题，类似于"亚洲蹲"，每天一次即可，力量与平衡同样得到刺激与锻炼。能够非常有效地平衡现代人日常生活中过多不良生活习惯给身体造成的伤害。尤其是当今学业沉重的青少年，如果能够每天练一练，筋骨便能够得到很好的平衡，大大有利于脊柱侧弯等体态问题的预防。

预防疼痛

五禽戏的动作既需要肌肉的力量，又需要关节的柔韧，还需要筋膜的顺滑与弹性，对改善及预防慢性疼痛具有不可替代的功效。

当代人身体的处境

自工业革命以来，科学技术飞速发展，人类生活天翻地覆。由原来的吃不饱，到现在的营养过剩，由原来的整日劳作，变成了今天的从早坐到晚。至于幸福指数有没有增长，并无确定答案，但我们的身体确实尚未能适应这样的环境。无论是身体上的挑战，还是心理上的压力，都是前所未有的。不过值得庆幸的是，社会上越来越多的人与机构都在积极关注这方面问题。

现代不良生活方式

健康	亚健康	病态
	运动、保健	治疗

古代人走行多，当代人常久坐；古代人看远方多，当代人更多低头看身边。因此，当代人驼背多，骨拘紧，体态问题普遍，因此在练五禽戏之前需要先做调整。这部分内容将于本书第二章中呈现，本章主要将动作进行分解教学，每个动物对应两个动作，每个动作又拆解为多个基础动作，并列表于表1-1。

表 1-1　五禽戏基础动作

动物	对应五脏	对应五行	对应六腑	动作
虎	肾	水	膀胱	虎举
				虎扑
鹿	肝	木	胆	鹿抵
				鹿奔
猿	心	火	小肠	猿提
				猿摘
熊	脾	土	胃	熊运
				熊晃
鹤	肺	金	大肠、皮毛	鹤伸
				鹤飞

五禽戏特点

每一个动物都有其特有的特性，而这种特性，往往需要给予大脑一些特定的暗示与引导，才能够做到。暗示引导的方式多种多样，有语言，有动作，有意念，在五禽戏里面，我们往往采取手的形与动作来引导并激活大脑，从而将每个动作的特性精准并生动地呈现出来。

虎 🐅

猛虎下山，强悍凶猛，通过双拳紧握来调动、唤醒全身肌肉。想象一下老虎扑向猎物时爪子的状态，一定是绷得紧紧的，爪子既是工具又是眼睛，按住猎物的同时能够感受猎物挣扎的力量，力量越大则从身体上调取的力量越大，以与之对抗。

鹿 🦌

鹿体态轻盈、灵活，需要全身每一个关节的活动度，尤其是脊柱，必须逐节活动到位，需通过手法和脚法去引导动作，如抵、奔，充分地发挥了抻筋的作用。手模仿鹿角，轻轻握拳，大拇指与小指叉开，引导身体在一定张力下逐节移动，再逐节返回。在这个过程中，全身的筋经网络系统也能够得到充分、极致的张弛。

猿 🐵

猿猴非常机灵、活跃、有神。如猿猴想摘树上的果子时，为了避免捏坏，又要能够抓稳，一定会手掌空握，五指聚拢，捏住它，轻轻摘下，小心翼翼地捧到面前。为了保护果子，身体一定要过滤掉一切可能的不稳定因素，比如地面不平等等，身体不灵敏肯定是做不到的，坚持练习，定会让你越来越敏捷。

熊 🐻

熊，首先让人想到的是懒洋洋。懒洋洋的手自然是完全放松垂着的，好像能够随风飘摇。先体验一下虎拳的紧，继而完全放松，你就找到了熊爪的松，继而让身体跟着完全松下来。多试几次，找到这种松的感觉，因为只有全身放松，身体才能调动所有精力，促进脾胃吸收食物之精华。

鹤 🕊

仙鹤，灵气十足，吃饱了，食物也充分消化完，展翅高飞，落地无声，非常舒展，毫无拘谨，极致的放松，感受大自然的美妙，归巢休憩，为第二天储备精力。

五禽戏每个动物都有各自的象征。虎代表觅食，鹿代表奔行，猿代表攀爬，熊代表运化（消化），鹤代表飞翔（休憩）。每个动作的细节自然也都不相同，小到眼神，大到肢体动作，分得非常详细，也非常生动。详细对比见表1-2。

表1-2　五禽戏细节对比

	虎	鹿	猿	熊	鹤
眼神	强视瞪眼	斜视偷看	动视眨眼	直视呆萌	环视巡觅
手形	虎爪状	鹿角、蹄状	撮钩状	松腕、握拳状	鹤翅状
念诀	吹	嘘	呵	呼	呬
念穴	命门	尾闾	至阳	中脘	膻中
属性	水	木	火	土	金
特色	威猛	安舒	灵活	沉稳	轻盈

准备开始

　　与现代健身训练有所不同的是，传统训练更多的是贴合自然，动作变幻较多，需要全身各个区域充分协调配合。故选用文字描述动作时，局限性非常大，且不容易让人理解，不利于传播。图片则相对精准了许多，然而还是难以充分表达动作的细节及连贯流畅性。视频最佳，非常庆幸，赶上这个时代，能够非常方便地录制清晰的视频，从而将这套功法精准呈现。

　　接下来的 15 页内容包含了五禽戏的全套动作，每个动作 3 页，第一页是练习对应五禽动作前的调气准备，每一个动作的调气都不一样，主要表现在嘴形、眼神、手形、念诀、念穴及身体形态的不同，具体见相应页面的大图及视频（扫描二维码获取）。第二、第三页则分别是每个动物所对应的两个动作。本书摒弃了每个动作的详细步骤的文字描述，保留了每个动作的要点。因为文字描述总是容易产生歧义，反而让人理解困难，造成认知负担（每个人对动作都有自己的理解方式与记忆技巧），所以动作一定要通过视频学习，多看多练。争取每天坚持打一套，每个动作重复做三次，20～30 分钟可以做完一整套。

　　下面就换上宽松的衣服，到户外，开始练习吧！

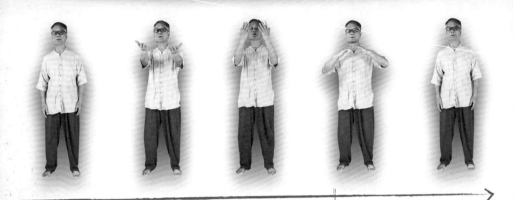

在练习虎戏前的调气：

    双足开立，约与肩同宽，放松站立，吸气，双臂于身体前方缓缓上举，过程中手心向上翻转。双手向上至头顶，改为向下翻转，屈肘将双臂收于胸前，贴身缓缓向下，开始呼气，同时双膝随着上肢动作缓缓弯曲。注意呼气的口形如同吹蜡烛一样，要与虎相对应，控制好节奏，连续做三次。然后开始做虎形的准备，虎形的准备就是模仿老虎，要注意虎的特征。详见表1-2。

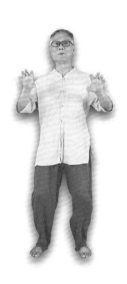

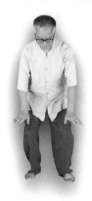
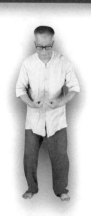
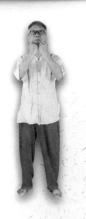

"虎举"动作中，两手由低到高、由高到低，双膝由屈到伸，由伸到屈，目视手掌，爪拳变换，于松紧之间体现老虎威风不可一世的神情。

动作的最后，双手高举过头顶，同时垫起双脚，将全身绷紧的筋都充分撑开，为下一步的动作"虎扑"做好充分的准备。

动作由下至上，再返回至起始位置，共做三次。

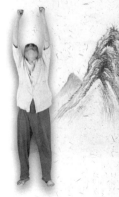
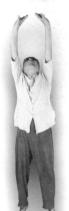

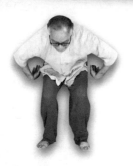 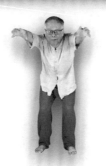 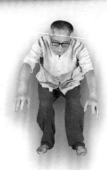

　　"虎扑"动作中，上体前俯，下肢稳扎于地，以气催力，力达指尖，目标猎物出现，上身高高扬起，借助自身重量，猛地扑向猎物，按住猎物，环顾四周，表现虎的威猛。

　　左右交替，各做三次。

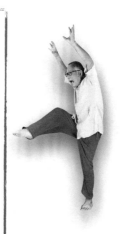

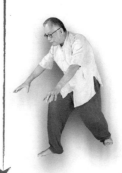

鹿戏

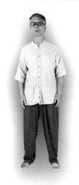 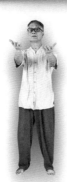 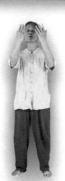 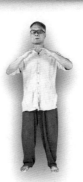 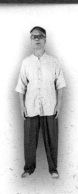

在练习鹿戏前的调气：

双足开立，约与肩同宽，放松站立，吸气，双臂于身体前方缓缓上举，过程中手心向上翻转。双手向上至头顶，改为向下翻转，屈肘将双臂收于胸前，贴身缓缓向下，开始呼气，同时双膝随着上肢动作缓缓弯曲。注意呼气的口形要与鹿相对应，控制好节奏，连续做三次。然后开始做鹿形的准备，鹿形的准备就是模仿麋鹿，要注意鹿的特征，详见表1-2。

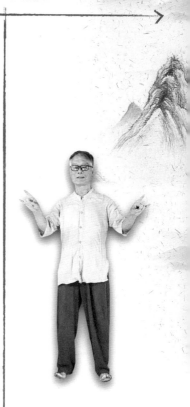

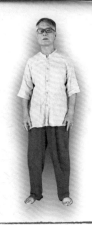
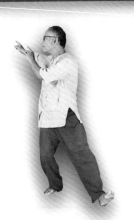
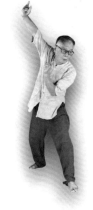

鹿喜挺身眺望、运转尾闾，善奔走，通任、督二脉。

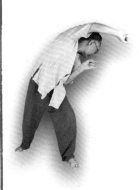

"鹿抵"动作中，要轻盈舒展，角抵时要充分拉开，拉开后原路返回。神态要安闲雅静，想象自己置身于群鹿中，在山坡、草原上呼吸着新鲜空气，自由快乐地活动。

左右交替，各做三次。

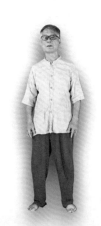

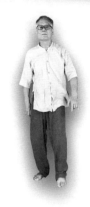

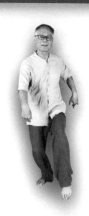

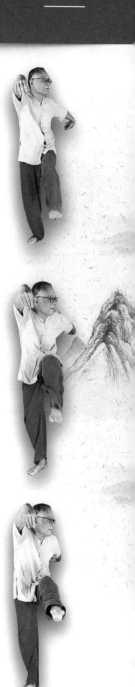

　　"鹿奔"动作中，动作要充分展开，运转尾闾，尤其是下肢，通过上下肢的充分协调与上扬、伸展，体现了鹿的轻盈。整个动作过程要把控好节奏，控制好平衡。意想奔走于长满美味青草的小山坡上。

　　左右交替，各做三次。

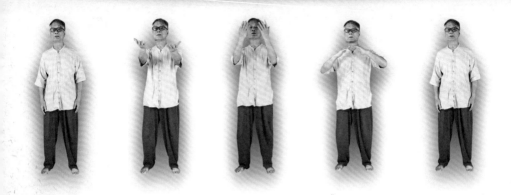

在练习猿戏前的调气：

　　双足开立，约与肩同宽，放松站立，吸气，双臂于身体前方缓缓上举，过程中手心向上翻转。双手向上至头顶，改为向下翻转，屈肘将双臂收于胸前，贴身缓缓向下，开始呼气，同时双膝随着上肢动作缓缓弯曲。注意呼气的口形要与猿相对应，控制好节奏，连续做三次。然后开始做猿形的准备，猿形的准备就是模仿猿猴，要注意猿的特征，详见表1-2。

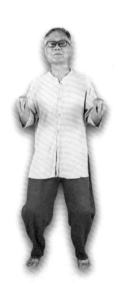

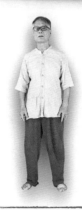 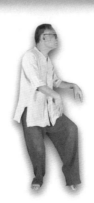 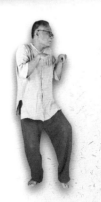

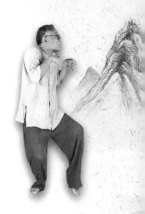

"猿提"动作中，指尖合拢变钩的速度要快，有利于增强神经肌肉反应的灵敏性。上提过程中，各个区域的动作要一气呵成，要同步完成。踮起的脚要让大脚趾根部受力，以承受部分体重，稳定身体。转头时，头要跟随眼动，动视眈眼。

左右交替，各做三次。

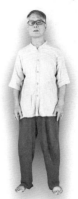

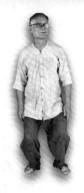
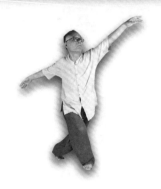
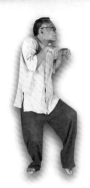

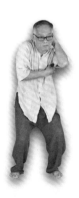

　　"猿摘"动作中，眼要跟随手的位置的变化而变化，体现出猿猴眼神的灵敏，肢体的协调。眼神的左顾右盼有利于活动开僵硬的颈部，摘到果实后的猿猴非常高兴，不停地拍打极泉穴和颈部，非常有利于改善心脑血管的功能。而且模拟猿猴愉悦的心情可以大大缓解大脑神经系统的紧张度。动作追求神似，身体不能太僵硬。僵硬的身体无法协调，动作也很难做到位。

　　左右交替，各做三次。

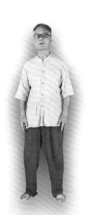

视频 1-10

熊 戏

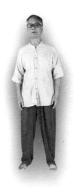 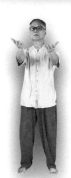 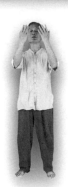 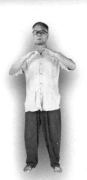 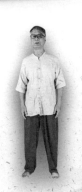

在练习熊戏前的调气：

双足开立，约与肩同宽，放松站立，吸气，双臂于身体前方缓缓上举，过程中手心向上翻转。双手向上至头顶，改为向下翻转，屈肘将双臂收于胸前，贴身缓缓向下，开始呼气，同时双膝随着上肢动作缓缓弯曲。注意呼气的口形，用喉部呼气并与熊相对应，控制好节奏，连续做三次。然后开始做熊形的准备，熊形的准备就是模仿熊，要注意熊的特征，详见表1-2。

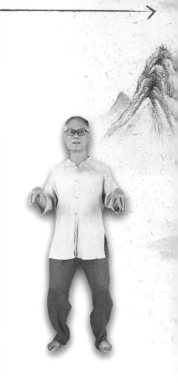

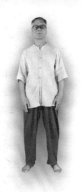 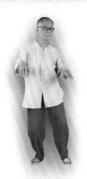 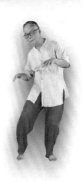

"熊运"动作中，动作应由躯干产生，带动肩膀与手臂，腹部能够感受到被动牵引。动作尽量协调自然，意念在腹部丹田处，晃动来自于内部，内脏能够得到充分的按摩，脾、胃的运化功能得到强化。腰背部的关节肌肉也能够很好地活动开，整个过程身体一定要放松。

双侧各做三次。

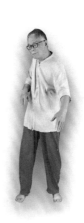

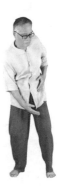

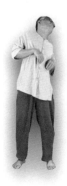 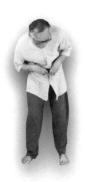 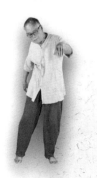

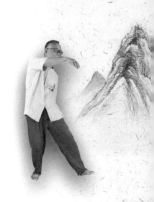

　　"熊晃"动作中，身体除了与"熊运"一样地摇晃，还需要加入整个下肢与骨盆摇晃，整个动作过程就如从下肢涌上来一样。双足稳扎于地，体现熊的沉稳厚实，身体柔和自然，行云流水，仿佛整个身体从地面向上缓缓升起。

　　双侧各做三次。

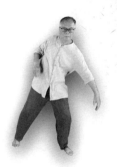

鹤戏

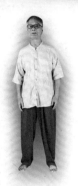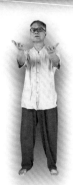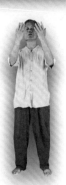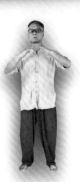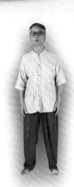

在练习鹤戏前的调气：

　　双足开立，约与肩同宽，放松站立，吸气，双臂于身体前方缓缓上举，过程中手心向上翻转。双手向上至头顶，改为向下翻转，屈肘将双臂收于胸前，贴身缓缓向下，开始呼气，同时双膝随着上肢动作缓缓弯曲。注意呼气的口形要与鹤相对应，控制好节奏，连续做三次。然后开始做鹤形的准备，鹤形的准备就是模仿鹤，要注意鹤的特征，详见表1–2。

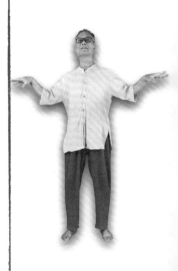

视频 1-14

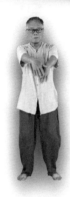
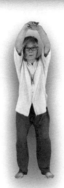
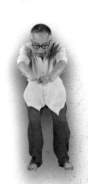

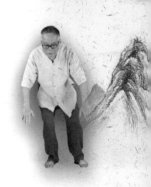

　　"鹤伸"动作中，身体要充分延长，表现出鹤的昂然挺拔、悠然自得的神韵。双臂仿效鹤翅飞翔，抑扬开合。上扬时要充分。同时通过腿的向后伸展，能够帮助身体充分延长开，神情安详。动作于上下之间一开一合，悠然自得。

　　重复动作三次。

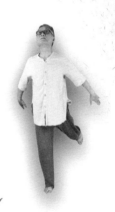

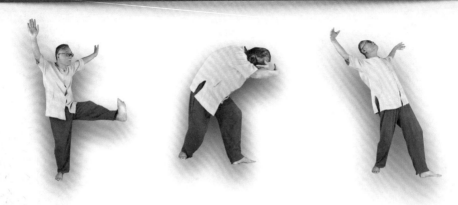

　　"鹤飞"动作中，上下肢及脊柱要充分协调配合，身体保持平衡。双臂侧举时尽量展开胸部两侧，双臂下落时尽量挤压胸部两侧。过程中配合呼吸，向上吸气，向下呼气，强化心肺功能。手脚同起同落，配合躯干的开合及身体的放松，充分打开膻中与至阳，按摩心肺。动作的最后，下蹲抱膝，归巢休憩。

　　动作左右交替，各做三次。

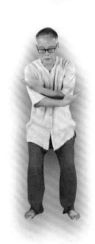

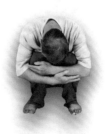

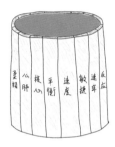

　　传统训练经常会给人一种柔和轻松的错觉，总能让人想起清晨公园沉浸在优雅古典音乐中的年长者们的优雅身姿。年轻人表示，这不适合他们，然而做完这套看似简单、轻松的五禽戏，大多数年轻人也是汗流浃背，甚至动作都无法完成，纷纷表示有挑战性。毫无疑问，这套运动同样适合于年轻人。

　　美国国家运动医学院 NASM 的训练模型将人体的运动表现拆分为最基础的八项：

　　　　柔韧　　核心　　速度　　速率
　　　　心肺　　平衡　　敏捷　　反应

　　这套训练模型为每一个元素设计了一套针对性的训练动作，遵循循序渐进的原则，优先训练薄弱环节，以达到整体表现最优。

　　这八大元素就相当于构成上图中所示木桶的每一块木板，为了让木桶能够装入更多的水，需要各个元素协调发展，尤其要重点关注短板，训练提升短板，才能使得运动表现最优。

五禽戏正好完美契合了这一点，五禽戏的动作对这八大元素都有一定的要求，尤其是柔韧、核心、平衡、敏捷、速率、反应这几个元素，每个动作都可以充分调动全身几乎所有的区域，非常科学有效，可以说，只要能够做到每天坚持锻炼，运动表现不会差，慢性疼痛更是离你而去。

不过如果身体已经出现了一些明显的问题，那直接练习五禽戏可能效果就不会太理想，毕竟这是我们祖先依据古人的生活情况设计的一套训练功法。现代环境大大改变，古人更多是筋出槽，而现代人更多的是筋挛缩，所以需要做一些针对性调整，需要在练习之前对问题区域进行退阶训练，以让身体能够更好、更精准地达到五禽戏动作要求，从而改善身体状况。这也是接下来的章节我们想强调的。

五禽戏整套动作视频

与现代康复的融合

理论篇

运动康复是什么？

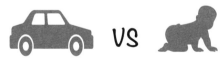

　　汽车有很多的性能，从而能够适应不同的路况，应对不同的环境与驾驶需求。

　　人体也有很多令机器叹为观止的性能，能够从容应对吸引力与日常生活需求。若是性能不匹配，会出现各种问题，各种损伤、疼痛便去找上门。

汽车的性能由一系列硬件与软件相互配合形成。人体这台生物机器同样如此，硬件部分的性能有：筋膜弹性、筋膜间的滑动度、关节活动度、肌力等；软件部分的性能有：本体感受能力、运动模式等。

汽车的性能由设计师设计，来自汽车生产线，出厂即有，且随着时间的流逝、使用的增加，会慢慢衰退。那么人的这些性能又是从何而来？

有人说是先天的，也有人说是后天的，显而易见，他们都对。人的这些性能是先天与后天的组合，与汽车还有巨大的不同，那就是人的性能会随着生长发育逐渐变强，同时又会随着衰老逐渐衰退，还会因为使用而得到增强，废用而慢慢衰退，也就是用进废退。

这就好比说人体这台生物机器在不停地返厂，然后再出厂，不停循环，也就是我们常说的新陈代谢。厂家会根据需要重新打造我们的身体，如何打造取决于需求，有需求才会有相应的性能。

想象这样一个场景：一支军队，如果长期不进行军事演习，那么当战争来临时会发生什么？毫无疑问，部队需要军事演习来保持战斗力。而且你选择在哪方面"为难"这支军队，那么这支军队就会在哪方面变强。例如，你总是选择在下雨天进行军事演习，那么部队在雨中的战斗力就会逐渐提高。如果军队隔了太长的时间不进行军事演习，那么情况有可能会变得非常糟糕。可能军纪涣散，各部门职能不清，相互推诿，甚至炮兵都忘记怎么开炮了……那么这时即使演习也于事无补，只会越搞越糟，甚至会引发严重的事故。要想解决问题，就需要第三方的介入，待调整走上正轨后方能演习，继而进步，进入良性循环。

理解了这一点，你就理解了什么是运动康复。运动康复就是这介入的第三方，而练习五禽戏就好比是一种非常高效的军事演习，长期不运动的你就好比是那支隔了很长时间不演习的军队，各种性能退化，甚至无法正常发挥功能。

此时，依靠自己的力量已经很难让身体步入正轨，需要运动康复这个外力的介入才能高效地解决问题，帮助身体退化的性能恢复，从而能够正常进行高效的"军事演习"（运动）。只有真正正确的运动才能让身体的性能保持最佳。运动康复可以通过一些特定的方法重新唤醒并恢复已经退化的性能，帮助我们身体回归正确且高效的运动模式。从而让身体的各项性能保持最佳，以此触发良性循环，让我们拥有更好的状态。

整体观

人体是个非常复杂的庞大系统，由许多可以相互影响的子系统组成。例如：消化系统、骨骼系统、神经系统、呼吸系统、血液循环系统……

如果身体系统出了问题，你想搞清楚背后的原因，找寻解决的方法，并能够彻底消除病痛，你必须要学会系统思考、分析、判断。否则就会犯下头痛医头、脚痛医脚的错误。

那什么是系统思考？

这个词听起来可能会比较陌生，但对于整体性思维、全局思维，想必你会很熟悉，就是要以整体和全面的视角把握对象，不只是就事论事。其本质就是一种整体性的思维方式，要求我们用整体的观点观察周围事物，看清事件背后的结构和各要素之间的互动关系，并能够主动"建构"和"解构"的思维能力。

例如：你现在觉得肩膀痛，你可能会觉得是肩膀出了问题，然后去对肩膀进行各种治疗。但实际上，绝大多数时候是颈椎出了问题从而导致肩膀痛，甚至还会压迫神经引起手麻。再例如常见的膝盖疼痛，你一定认为是膝盖出了问题，于是对膝盖进行了一通详细的检查与治疗，略有缓解，然而却总是复发好不了。其实很多时候这是骨盆与脊柱产生了歪斜错位，导致膝盖力线无法对位，从而引起应力过高，自然无法彻底治愈。

这就需要我们从整体上去看待人体系统中各个子系统之间的相互关系，才能避免犯下头痛医头、脚痛医脚的错误。

就像师傅看诊时常和患者解释的一个生活小常识一样：灯泡不亮

了，不一定是灯泡坏了，也有可能是闸刀（开关）坏了。

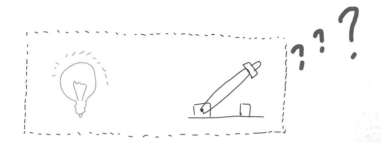

所以《合一运动康复》与《吴氏石华正骨》一样，都需要我们用"整体观"去阅读。遇到每一个问题，都要去认真判断甄别，弄清楚它到底是因还是果，因果背后的联系又是什么。不能只顾盯着锁头看，钥匙肯定不在锁头上，往往在锁头之外的其他任何地方。

四条线索

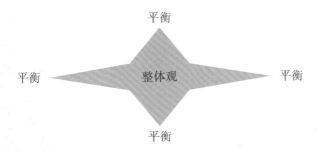

在"整体观"思维的驱动下，沿着四大"平衡"线索的指引，追根溯源，找到背后的真正元凶，方能除去"病根"，不再复发。

第一条线索是使用与休息的平衡。现代人大多都是身体使用过度，休整不足，睡眠时间与质量都严重不达标，身心俱疲。所以在建议患者加强锻炼之前，我们都优先确保患者能够有充足的睡眠保障。健身的时候身体不会变得强壮，相反还会先出现一个短暂的下落，然后在休息恢复的过程中才会出现超量恢复，变得比之前更加强壮。没有足够的休息恢复，锻炼反而会给身体增添负担，还不如不练。

第二条线索是身体使用过程中动与静的平衡。现代人的生活与以前大不相同，这点看看你周围孩子的作息时间表便一目了然。白天他们几乎都是坐着，严重久坐，下课的时间也从原来的十分钟压缩成了现在的五分钟，只够匆匆忙忙上个厕所。到了晚上，压力的重担压得他们蜷缩着睡觉，圆着肩，驼着背，抱紧枕头或被子，才能让他们拥有"安全感"地安然入睡，开始享用被"剥夺得"所剩无几的睡眠时间。成年后也是如此，每天的工作几乎都是久坐，娱乐、吃饭、休息时间大多还是久坐，手机的强大"磁场"把头吸引得越来越靠前，越来越低，古代是苛税猛于虎，现在是手机来添堵，真是一代人有一代人的苦！

第三条线索是在不得不久坐久站时，身体各个区域关节选择何种排列方式维持平衡。不同的排列方式，关节及软组织承受的压力大不相同。所谓正确的姿势，就是关节及相关软组织承受压力最小的排列方式。如果能够避免维持一个姿势过久，那么便没有所谓的正确姿势，所有的姿势都可以。

然而，这个社会离不开"久"，所以，没办法，我们需要学习正确的姿势以应对充满"久"的生活。同时，我们还需要设计一些针对性的反向拉伸或训练动作，以让我们的关节能够在一段时间内维持相对平衡，从而保证活动度不退化，软组织不挛缩、拉长、失水粘连、增生、弹性及相对滑动性下降等退行性改变。

第四条线索是我们在完成日常动作时，所做动作的动作模式中，所有参与关节及组织所承受的应力与其本身大小、强度等特性是否平衡匹配，还是一些关节组织代偿承受了本该属于其他关节组织应该承受的应力。这点理解起来会有点吃力，不过非常重要，"日常动作"这个词非常好理解，就是我们日常生活中所做的动作，比如起床、刷牙、洗脸、化妆、下楼、走路、跑步等。"动作模式"这个词听起来会有点陌生，但对于前面提到的"姿势"，想必你已熟悉。对应来看，姿势是静态下身体各个区域关节的排列方式，动作模式就是动态下身体各个区域关节选择何种方式排列、如何发力以及选择何种顺序排列等，好的动作模式可以让相关区域关节承受的压力相对最小。

同样地，动作模式并没有对与错，只要是人体可以完成的动作都可以做，但在两种特殊情况下，就需要好的动作模式。

第一种是应对大的负荷强度时。任何组织都有自己的耐受极限，单次的过大应力，或者连续的大量重复小应力，都会引起组织损伤，产生水肿与炎症。虽然适度的损伤加上足量的恢复会让组织变得更强，但由于很难意识到，不经意就过量了，然后就演变成了第二种情况。

第二种情况往往继发于第一种情况之后。由于组织已经处于劳损状态，其应对应力的耐受极限便会大大下降。此时，甚至只要一个小小的应力便会诱发大的损伤，所以经常会听到很多患者主诉他们就弯腰捡了地上一张纸，或者只是从沙发上站起来，腰间盘就突出了。这些小小的诱因就如压死骆驼的最后一根稻草一样，不足为奇，但是非常需要我们引起重视。否则，压死骆驼的最后一根稻草就会经常出现。

好的姿势与好的运动模式可以让相关骨骼软组织承受的应力最小，同时这种高效的支撑排列方式也让产生局部僵硬疼痛的可能性大大降低。所以，如果你已经出现了问题，接下来就跟着我们设计的步骤逐步调整改善。若是问题尚未出现，那就作为预防，毕竟谁都不想等来最后那一根稻草。

但是并不是说"好姿势"与"好运动模式"是每个人的刚需，如果你没有"久"这个诱发因素，那绝大多数时候，并不需要过度关注。若是你的生活充满了"久"，或者身体已经出现了问题，那建议你耐心调整。

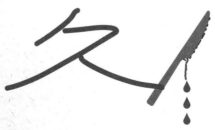

任何一项技术，能够做到知其然且知其所以然，方能很好地掌握，再加以坚持，定能大有收获。下面就让我来带你重新了解我们的身体，千万不要跳过这个环节，它能助你事半功倍。

重新了解人体

综观全身，身体躯干即为大家常说的核心区域。为了便于理解，你可以暂时先把它想象成一个整体，修长的四肢依附于它，可以自由地运动，同时又支撑着它，载着躯干移动到它想去的地方。

当然，核心区域本身也可以动，而且非常灵活。看看舞者的躯干，不仅非常灵活，而且在灵活的情况下还能够保持稳定，这就需要动态的稳定，这种稳定背后的力学机制复杂到令人叹为观止。幸亏我们可以从功能出发去整合训练，免除了繁重的系统性力学学习。不过，对于从业者而言，为了能够走得更远，还是建议通过其他书籍或课程去系统学习，去感受人体的力学之美。

相对于四肢爬行而言，我们每个人都是杂技表演者，双足站立是个极其不平衡的状态。然而站立不仅解放了我们的双手，还让我们能够看得更远，带来了太多的好处。我们从中受益良多，最终得以脱颖而出，主宰这个世界。当然，为此我们也付出了很多代价，尤其是脊柱方面的慢性病。

人体生物机器

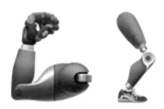

力在核心稳定的情况下，由核心与四肢相连接的大肌群产生，再由四肢进一步向外精准疏导，从而完成相关动作，达成目标。

这些繁杂的需要紧密配合的工作，都由我们人体运动系统自动协调配合完成。无需太多主观的刻意控制，得益于筋膜网这个高效的整体系统，人体能够轻松高效地完成这一系列在其他生物看来几乎不可能完成的挑战性动作。

脊柱与周围肌肉筋膜等软组织相结合，就像弹簧一样，可以吸收储存能量并释放做功。在完成稳定任务的同时，还兼顾了效率，节约了宝贵的能量。让人类在缺乏食物的漫漫进化之路上，更具竞争力。

然而，现代越来越糟糕的环境，尤其是"久"病（后面会讲到），让我们的身体极其不适应，无所适从。成年人总是羡慕小孩的轻盈身姿，蹦蹦跳跳却不觉得累，不禁感叹自己退化太快……

脊柱非常复杂，复杂的结构为了灵活性牺牲了稳定性。然而椎管内的中枢神经与椎体前侧腹腔中的内脏又非常重要，因此核心又必须足够稳定。同时脊柱还是上下肢的枢纽，是上下肢力学传导的必经之路，脊柱的最上面还装着非常重要的"摄像机"与"平衡器"。因此，脊柱不但要稳定，还要能够保持动态稳定。

可以把脊柱看成是汽车的底盘，把四肢想象成汽车的四个轮子，要想汽车性能达到最佳，底盘就必须要稳，轮子则必须要活。最厉害的是底盘在遇到崎岖不平的山路时还可以多角度变形。不过目前好像还没有这样的汽车，但是我们人体做到了，一切都得益于动态稳定的核心。

人体是如何做到的？

核心的激活是前馈机制，也就是在你即将做出动作之前，核心肌群就会被无意识地提前激活。你可以把手按在肚子上，做个抬腿动作，很轻易就可以感受到到腹部肌肉的提前收缩，只有这样才能保障核心能够满足动作对稳定性的需求。

生活中每一个不经意的简单动作，都是庞大的协作网络共同努力的结果。这个网络包含神经、骨骼、肌肉、筋膜……光是骨骼就有206块。如此多的骨骼是如何被精准操控，完成了一系列高难度动作？精妙的人体又是如何做到的？要想弄明白这里面的原理，必须追根溯源，探究其根本，你需要跟着我的思维来重新"组装"人体，以对其有更加深刻的了解。

接下来让我们一起欣赏人体结构之美。

重新组装人体

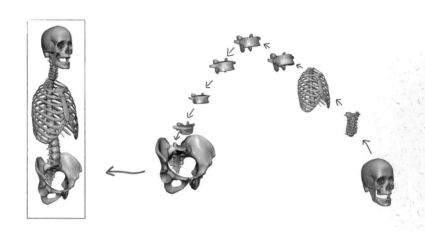

    首先非常抱歉，按照目前最前沿的筋膜理念，用区域叠加的方式去了解人体有一定的局限性，而且在同行中略微显得有点过时。

    但是在大量的培训授课中我们发现，对于非本专业从业者来说，先用这种方式去了解人体，认识人体，继而再进一步理解筋膜的整体力学机制，重新进一步了解人体。能够助你彻底搞懂人体这个自然界最为复杂的大系统。

    大家倒不妨把它当作是一种解题技巧，巧妙地理解，继而能够很好地应用，继而从中获益，这样更加接地气。

    先来个骨盆，放正放稳它，再将一块块椎体逐节叠加到骨盆上。最后再装上颅骨，挂上肋骨，再来个测试，看看是否可以向前后左右倾斜时能够保持稳定，再装上四肢，完成下线。

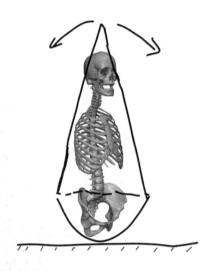

总结为 16 个字：
先稳骨盆
逐节叠加
似不倒翁
再装四肢

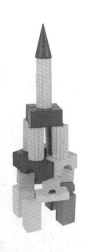

抛开原有的认知，用一种全新的搭积木思维去理解人体。接下来我们将把每个部位都拆解，一一具像化，以加强理解。

骨盆

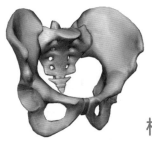

核心的第一块积木

坐骨结节，顾名思义，是用来坐的。当坐时应为骨盆与支撑面的接触受力点，且此时重心应该垂直穿过坐骨结节。只有当力垂直穿过时，脊柱的受力才能最小，所承受的压力也是最小的。想想垂直竖立的电线杆，这点应该不难理解。现代人最常见的姿势——坐姿，也应如此，这也是骨盆的中立位置。

坐姿找到中立位后，转到站立位，将力转移到双侧髋关节即可，同样要求垂直穿过，即为站姿骨盆的中立位。

无需花费太多精力去评估调整骨盆的前后倾问题，因为我们已经找到了骨盆正确的位置，并通过激活相关肌群去维持。这就好像你在郊外迷路了，有人为你指了一个正确的方向，你只要沿着正确方向前进即可，无需反复考虑你之前是如何走偏的。否则，会耗费你太多宝贵的精力，而影响你到达目的地。

然而许多人已经失去了对骨盆的控制能力，大多数人都是通过腰部的动作来代偿。因此坐在凳子上时，只要坐正，都是腰部肌肉承担着支撑脊柱的力，很快腰就酸了，也就不足为奇了。

所以重新建立大脑与骨盆的连接，重获骨盆的控制权非常重要。

随时能够轻松自由地操控我们的骨盆，继而带动脊柱呈现出最平衡、最省力的垂直排列，而不是像美人鱼一样，只会扭腰。

腰椎

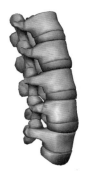

　　这五块积木往往都是跟随骨盆联动，学会骨盆的运动后，随着骨盆的调正，腰椎也会跟着回到正确的位置。然而由于长期的不良姿势，局部软组织张力发生改变，关节往往也容易不在位，我们可以通过正骨让其归位。还需要通过特定角度牵伸来改善相关软组织不平衡的问题，后面的动作会有针对性地纠正。

　　对于腰椎，能够摆到正确的位置，并能够有足够的能力维持非常重要。因为腰椎所承载的压力是非常大的，尤其是第4、第5腰椎，上身的重量都汇聚于此。

　　腰椎的首要任务是维持稳定，因此隔壁的髋关节与胸椎必须足够灵活，并承担起相应的责任（能够发挥应有的功能），腰椎才不会因过度代偿而引发一系列问题（例如：由于胸椎伸展受限，在直立时，腰部软组织不得不承受更多应力，以代偿胸椎段收缩力的不足），这点非常重要。

胸椎

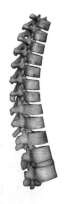

　　继续向上的 12 块积木，可能这是我们最容易忽视但往往问题又最为严重的部位。

　　问题严重，并非是指此部位疼痛最多，而是绝大多数人胸椎都伸展受限，旋转也受限。因为我们现代人长期处于屈曲的位置，也就是驼背的姿势。想想从我们走进校园坐到课桌前开始，直到完成学业，几乎每天都是处于驼背的姿势，很少看到学生能够保持坐直的姿势。学业的负担、竞争的压力，更是加速了这一过程，几乎每个人都是弓着背发育的。身边越来越多的青少年脊柱侧弯也给我们敲响了警钟。

　　毕业走上社会之后，工作生活也多是久坐姿势，加上手机成为生活必需品，驼背彻底占领了我们的视野。走在大街上随便抬头扫一眼，永远不缺驼背姿态者。

　　当然，也会发现不少人看似好像没有驼背问题，然而当你从侧面仔细观察，便会发现很多时候并非如此。很多人都会让腰椎过度伸展，以此来代偿胸椎的伸展不足。这样看起来好像非常"挺拔"，实则牺牲了腰椎。

　　一个人长期处于胸椎屈曲，也就是驼背姿势，慢慢周围相关软组织张力发生改变，关节也变得受限。此时胸椎将伸展受限，同时旋转侧屈也会受限，此时如果直立，想抬头挺胸，由于胸椎无法伸展，往往采取骨盆前移或者骨盆前倾，腰椎过度伸展，以让视线能够水平。

　　对于呼吸，胸椎也非常重要，这点在后面呼吸章节还会讲到。所以，可以说促进胸椎的伸展是绝大多数人的刚需。

颈椎

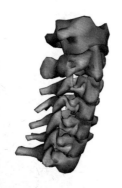

　　接近顶端的七块积木，终于来到大家熟悉而又陌生的区域。

　　正常人的颈椎共有 7 节，但从运动的角度，我会告诉你，颈椎有 11 节。第一到第四胸椎实际上是和颈椎一起运动的，颈椎后伸时，是胸椎先动，然后颈椎跟上。颈椎前弯，也就是屈曲时，胸椎也是最后屈曲的部位。旋转也是同样如此。如果胸椎活动受限，那么颈椎将无法达到正常活动度，而且还会出现过度的压力。想象你正在弯曲一根木棍，同样的角度，棍子越长，棍子局部所承受压力自然越小，反之越大；再想象你正在拧干一条毛巾，拧转同样的角度，自然是毛巾越长，局部所承受的压力越小，反之越大。

　　所以，颈椎出现了问题，千万不能忽略了胸椎。

头颈

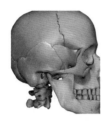

最后一块——配备"摄像机"与平衡器的无比重要的积木。

之所以把此区域拿出来单独讲，是因为此区域最为重要，又最为容易出现错位等相关问题。一旦出现问题，往往很难纠正，此类问题也是石华正骨最为擅长的。

找一面镜子，看着里面的自己，你会很容易发现，收着下巴的你最为端庄大方，最有气质。没错！这就是头颈正确的摆位，然而你偷偷看看身边坐在桌前看电脑、看手机的朋友，你会发现他们都是仰着头的，也就是头前伸的姿势。这会带来很大的问题，会导致附着于此的枕下肌群挛缩紧张，时间久了，还会导致筋膜发生粘连。大家都知道紧张的肌肉是无力的，粘连的筋膜更是会带来许多功能障碍，对应的承载头部全部重量的寰椎便很容易发生关节错位，继而引发偏头痛等一系列问题。这点在《吴氏石华正骨》讲得较为详细。

同样地，仰着头的姿势还会造成颈椎椎体前部的深层颈屈肌无法激活，而这个肌群是稳定颈椎不可或缺的，可以说是最重要的。

所以把前伸的头收回来，收住下巴很重要。

脊柱稳定机制

　　所有积木已经就绪，也就是先稳骨盆与逐节叠加已经完成，接下来就是"似不倒翁"了。那么脊柱是如何做到向前、后、左、右倾斜时都能够能够保持稳定的呢？

　　显然这是个力学问题，力学问题往往比较抽象，需要借助生活场景加以具象化。在海上航行的帆船，不管船怎么晃，它的桅杆都可以保持稳定。靠的就是围绕在桅杆四周，从各个方向拉住桅杆的绳子。

　　看下面两幅脊柱模型图，左边图中，小女孩只要在垂直方向上单手向下施加很轻的力，即可非常轻松地将脊柱压弯。而右边图中，脊柱被四周的绳子向各个方向斜拉固定，即使是双手一起施加很大的力，脊柱也依旧能够保持直立，不会被压弯。

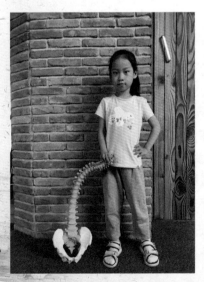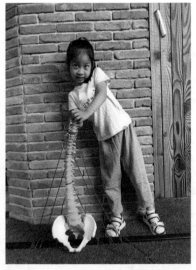

再装四肢

　　理解了脊柱的稳定机制，也就理解了装上四肢后的全身的稳定机制。其实背后的基本力学原理是一样的。支撑了身体的下肢就像踩高跷的高跷一样。踩在高跷上的人会向前后左右方向倾倒，需要通过身体的姿态去调整重心以防跌倒。

　　不过与踩在脚下的高跷相比，除了通过身体的动作平衡重心，我们还多了一个机制，那就是髋关节周围的肌群。有前面的屈髋肌群与后面的伸髋肌群协作以保障身体在前后方向上的平衡；还有内侧的内收肌群与外侧的外展肌群协作以保障身体在左右方向上的平衡。当然，这么多肌肉并非简单地通过杠杆机制协作各自单独作战，而是通过整合筋膜系统，共同发挥功能，相互影响与支持。

　　正是 360° 围绕人体周围的这些力学元素，借助筋膜这个整体网络，将各个区域相互整合，相互支持，人体得以直立，并能够轻松、高效地完成各种各样的复杂动作。

　　如果脊柱歪斜严重，尤其现在的青少年，在繁重的学业负担下，脊柱侧弯发病率越来越高，侧弯程度也越来越严重。调整的时候必须先从脊柱开始，因为脊柱的力学机制最为复杂，一旦侧弯之后，很难自己纠偏。往往会越纠越偏，而且局部的偏歪还会造成整体的偏歪，详细可以阅读《吴氏石华正骨》四维平衡章节。

　　后面的脊柱训练模块也会提及。

体态之殇

　　既然要做针对性调整，自然就需要做个性化评估。而人体是如此的复杂，问题是如此的多样性，这肯定是一个复杂的工程。然而一切复杂的事物都可以简化，关键看我们选取什么角度。

　　综观人体，你会发现，"简化"这个词显得格格不入。只要你接触过人体解剖，怎么看都没法简单。

　　确实，如果你学习国外的很多各门各派的运动康复培训课程，以及各类主流的运动康复书籍，或者网上出现的很多视频。你会发现运动康复显然是个庞大工程。但在我学了很多课程、看了很多书之后，总结出一个底层的逻辑，那就是体态很重要。各门各派最终都会关注这个问题。再进一步思考，体态的本质是什么？为什么会出现体态的问题？体态与损伤又是什么关系？……

　　问题依然还是复杂的！

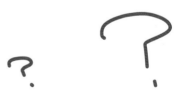

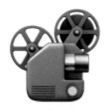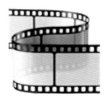

不要急！跟着我，先琢磨一个轻松的问题。

先想想电影的原理，其实就是一幅一幅静态的连续拍摄的照片快速从你眼前飞过。如果速度达到每秒 24 张，你的眼睛将无法分辨出来，结果你就会无法分辨出来一幅一幅单独的画面，也就成了动画。可以做个小实验：

用手机对着一个行人连续快速拍照，然后打开照片，按照顺序，快速翻动，你会发现照片中的人动了。

所谓动作就是一连串不断变化的静态的连续姿势。如果一个人的姿势达不到标准，那么其形成的动作则不可能对。姿势就是体态，所以体态的重要性不言而喻。

继续向前推进，姿势的本质是什么？

所谓姿势就是一系列骨骼在一系列肌肉筋膜的控制下对抗外力时所处的排列状态。

我将体态分成了两类：

一类是身体主动选择的结果。

另一类是身体不得已处在的状态，也就是被迫的。

主动选择是一种习惯。比如一个正常的人，他可以选择处于一个驼背的姿态，你不能因此就说他是个驼背，因为他也可以选择直起来。

偶尔这样做并不会成为大问题，但是一旦加入"久"这个催化剂，平衡就会被打破，就会带来太多危害。比如：

◉ 软组织长度改变

- ◉ 筋膜失水粘连
- ◉ 结缔组织增生
- ◉ 肌张力降低
- ◉ 本体感受改变

……

最直观的改变就是表现为关节周围产生了阻力。例如当身体处于驼背的姿势久了，软组织长度会发生改变，缩短的就缩短了，拉长的软组织往往又会失水，还会发生粘连，产生炎症，诱发疼痛。由于阻力的阻扰，身体此时想直也直不起来了，最终不得不处于驼背的姿态，想回也回不去了。

此时第一类也就演变成了第二类。

根本原因就是"久"，都是"久"惹的祸！

怎么来看这个问题呢？

生活中我们一定有这样一个常识：

一根树枝，在弹性范围内，你把它弯曲，如果保持 10 分钟后松开，它一定会直回去；如果保持 1 个小时后松开，它一定也可以直回去；如果保持 1 周后松开，结果就不好说了；如果保持 1 个月再松开，那它可能就永久性弯曲了。

如果在这个月当中你每天都把它松开，直一会儿，那一个月后，相信它至少应该不会弯得那么厉害。

我们身体组织也有同样的属性，看看我们今天的生活，久坐低头太常见了。就像下图所示那样一个天平，每天都处于失衡状态。早上起床就开始向前弯着，到了中午继续弯着，到了下班继续弯着，熄灯睡觉了，依然侧卧保持弯着……

向前弯一下，不可怕，弯两下，也不可怕……可怕的是一直向前弯着。

就像我们亚洲人特有的"亚洲蹲"，之所以亚洲人可以非常轻松地做到全蹲，多数人认为我们从小使用蹲坑，下肢关节活动度能够保持良好。而欧美发达国家由于从小使用马桶，很少有机会下蹲，下蹲的时间自然就非常非常的少，继而失衡，下肢活动度就退化了；再回到当代，由于电子产品的普及，从小就向前弯着，大量的时间都弯着，然后就失衡了，想直都直不起来了。

　　所以，从这个角度来看，每天坚持练习五禽戏，可以非常高效地让这个天平保持平衡。因为五禽戏这套动作包含了身体所有区域的极限功能角度。

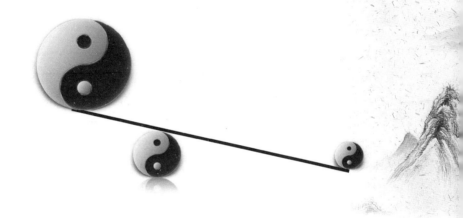

关键钥匙

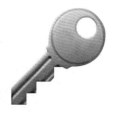

　　身体的异常体态分类繁多，非常复杂。如果一一介绍，那将耗费很多篇幅，这里我们不打算展开去介绍。况且市面上也有非常多的关于体态方面的书，大家可以买来阅读。这里我的主要目标是帮助大家把复杂的问题简单化，打开这把复杂之锁的钥匙就是——活动度。

　　选定一个活动平面，例如矢状面，任一关节都有两个对立相反的运动。例如屈和伸，通过相应的运动，关节可以到达并停留在任意三个位置：屈曲位、中立位、伸展位。每一个极限位置都有对应的幅度，这就是该关节的活动度。

　　就拿髋关节来说，当你攀爬时需要向前抬腿，这个动作就是髋关节屈曲，大概可以达到120°。当你走路时，腿又要向后摆动，髋关节向后的这个动作就叫髋伸，大概可以达到10°，甚至15°。然而我们大多数人都达不到了，因为久坐退化了。好消息是可以通过锻炼恢复。站立时处于中间的位置即为中立位，也就是0°的位置。理想状态下，每一个关节都应该拥有处于任意三个位置的自由。如果失去了某个自由，身体在处于某个姿势时，其他区域就必然会受到影响。例如，髋伸受限严重，站立时骨盆就不得不处于前倾位。

　　所有第二类体态问题都可以简化为活动度问题。比如驼背，我们可以说成胸椎伸展受限，肩胛骨后仰后缩下沉受限。再比如脊柱侧弯，我们可以说成是脊柱向凸侧侧屈受限。

代偿

　　一旦某个关节丧失了正常活动度，身体在完成某个需要该受限关节活动度的动作时，其他部位往往需要付出更大的活动度来弥补受限关节所达不到的活动度范围。于是代偿便产生了，关节将承担更多的压力，关节的磨损、炎症与错位随之而来。由于关节的受限，致使相对应功能肌肉也无法激活，其他部位协同肌肉则不得不承担更多的工作。长期的代偿必然带来劳损，继而产生僵硬，甚至疼痛。

 案例

　　足背屈活动度受限，为了能够顺利下楼梯，足只好选择"外八"或者垫脚代偿。"外八"会导致膝关节内扣，造成膝关节损伤，垫脚则会导致足底承受过大压力，造成足底筋膜炎或者跟腱炎；髋关节伸

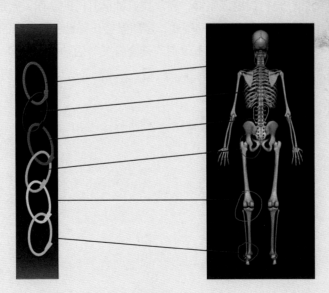

展受限，走路时为了正常的步幅，只好利用腰椎过度伸展代偿，继而让腰椎承受过大压力，造成腰椎的损伤；髋关节屈曲受限，为了能够蹲下去，只好让腰椎过度屈曲代偿，过度屈曲的腰椎，椎间盘压力极大，由于失去了中立位，变得极容易损伤；肩关节屈曲受限，向上伸手够时腰椎便会过度伸展代偿（否则你够不到吊柜中的瓶瓶罐罐），继而造成了腰椎的损伤。这样的例子数不胜数，可以参考上页那幅图，当身体某个关节出现问题时，为了能够完成特定动作，其临近关节便会代偿其功能，然而代偿是要付出相应代价的。

付出的代价除了有疼痛损伤，还有动作模式的改变。一方面为了避免疼痛，一方面由于关节的受限，有时仅仅是因为生活习惯，导致了压力最小、最高效动作模式的丢失。一旦长期采用低效的动作模式，身体便会忘记正确的动作模式。即便将来疼痛消失，关节活动度也得到了恢复，身体仍然还是会采用错误的运动模式。这无疑是个极大的不利因素。

因此，光有钥匙还不够，还需要开锁推开门的动作，就是运动模式再教育，纠正错误的运动模式，重新学会正确地使用自己的身体。

在接下来的行动篇，不仅有改善全身关节活动度的方案，还有日常生活中离不开的最基础的卧、立、行、坐、跑、跳等运动模式的再教育。

体态的新视角

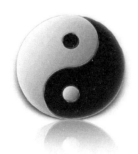

　　世间万物，皆有阴阳。要么阴要么阳，要么处于中间的平衡状态。在这三个属性当中，平衡成为几乎所有人孜孜不倦的追求。

　　我们的身体同样如此，同样遵循这个规律，直立的人体堪称奇迹，若干个区域、关节，按照一定顺序、相对位置、角度排列组合，从而形成了各种各样的体态，有笔直挺拔、正能量满满的，有弯腰驼背、充满负能量的，有我们熟知的上交叉、下交叉综合征的，也有脊柱侧弯、严重影响功能的……

　　如果我们将这些异常体态全部一一评估分类、识别，再设计针对性矫正处理方案，那将是一项特别巨大的工程，市面上也不缺乏这类书籍及课程，能够做到并不容易，绝非几本书籍，几场短期培训，就可以学会。

　　然而，复杂的同时，社会需求又特别的大，无需引用任何数据，放眼看看周围的人，结果是显而易见的。

人才的培养需要周期，短期培养大量符合要求的人才是不切实际的，这对被体态问题困扰的我们来说，无疑是个坏消息；然而，好消息是这个问题有解！在临床实践中，我们发现很多时候并不需要精确的评估，因为处理的方法往往都有很多相通之处，最终都会像南飞的大雁一样，汇编入同一队伍，一起向南。

换言之，我们把思维颠倒一下，既然体态的本质是："若干个区域、关节，按照一定顺序、相对位置、角度的排列组合"，那如果我们能够通过学习重新学会如何摆放、排列身体的若干区域与关节，就可以绕过繁杂的理论学习，以及繁杂的评估体系，让每个人都能够简单轻松地学会这套方案，高效解决自身问题。

把复杂的问题简单化，一直是我们所追求与擅长的，身体的区域相对位置以及关节的角度同样遵循阴阳规律，对应三个状态。拿骨盆来说，骨盆有前倾、后倾、中立位三个状态，至于前倾后倾，哪个是阴、哪个是阳并不重要，重要的是"中立位"就是我们想要的平衡状态。胸椎有过度向前弯曲（驼背）、过度向后伸展（平背）及中间的位置这三个状态，显然我们都想拥有中间的平衡状态，既不驼背，也不平背；膝关节过度内翻会形成 O 型腿，过度外翻会形成 X 型腿，显然我们想要中间状态的美腿，不但美，关节承受压力还最小。

你可以把身体每个区域或关节一一拿出来单独分析，无一例外都有三个状态，两个对立相反的状态，就如阴阳的对立，还有中间的平衡状态，限于篇幅原因，这里就不展开一一列举了。

相信你已心生疑惑：哪些原因破坏了平衡状态？

如果答案只能用一个字概括，那就是"久"这个字困扰了无数人，现代的学习、工作、生活方式，以及丰裕的物质生活，无一例外都促使我们身体长时间处于一个固定的姿势。你难免心生疑惑，不是说不能弯腰驼背，要保持良好姿势吗？

我们研究开发出的所谓正确的姿势其实也是为了对抗"久"，试想如果弯腰驼背1分钟会有问题吗？如果"葛优躺"5分钟会有问题吗？

显然不会有问题，如果换成持续一整天的坐姿，哪怕是正确的坐姿，恐怕就不那么乐观了，如果姿势再不正确，更是雪上加霜，如果再连续每天都要用不正确的姿势久坐，那……

前面我们已经讲过固定姿势过久会发生什么糟糕的结果。

所以最佳方案就是针对打破的平衡，重新设计方案，继而能够重新建立平衡，让机体能够自愈，并且通过平衡的生活方式及正确的运动模式，保持机体的正常功能，不再复发。

五禽戏的动作会用到全身关节的活动度，每天坚持锻炼，即可达到平衡的目的。

也就是通过每天的坚持锻炼，来对抗"久"的问题。

但是如果你已经出现了体态方面的问题，那就需要针对性的方案去改善。

接下来就让我带着你们，打开全身关节，让每个关节重新获得处于三个位置的自由，同时建立核心的稳定性，以让我们的身体功能恢复至最佳。

每一个动作，既是评估，也是改善。

知胜三要素

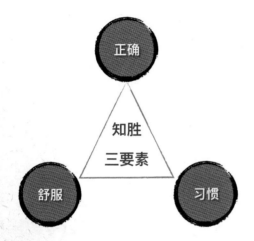

在行动之前，先来聊聊每个人关心的话题：这样锻炼需要多久才会有效果，能不能持久，会不会复发……

这个世纪难题必须搞懂搞透，否则非常不利于我们坚持，没有了坚持，自然也就无法获得理想的效果，所以，花点时间与精力将这件事琢磨透，很有必要。

通过上面这幅图，我们已经展示了影响效果的三大要素：正确、舒服、习惯，那么它们三者之间有什么联系？

首先，我们来看，很多人都有很多不好的习惯，比如翘二郎腿，弯腰驼背……他们大多也都知道这样不好，但就是改不掉，他们纷纷表示，这样子做反而舒服，也就是之所以选择这样做就是为了解决身体的不舒服。

所以，你盯着这个坏习惯是解决不了问题的，因为坏习惯本身就是为了解决问题，问题的关键在于要解决他们的不舒服。之所以他们会感觉不舒服，是因为他们的姿势不正确、不高效，必须让他们掌握正确且高效的姿势（比如坐姿），才能避免他们坐一会儿腰就累了、颈椎就不舒服了、浑身就疲劳不自在了……

那他们是怎么丧失正确坐姿的能力的呢？

为了理解这个问题，我们需要了解一个新名词，那就是"本体感受"。什么是本体感受？从姿势的层面来看，说白了就是身体感受自身各个区域位置所处方位的能力，本体感受受习惯的影响，会慢慢改变并适应。比如你可以非常轻松地把食物送入嘴中，而对于婴儿就很难，他们常常会把食物送入鼻子或下巴，不过经过反复练习，便会生成正确的本体感受，获得成功。如果你的头处于前伸位，你可以尝试着将头缩回，你会发现整个世界好奇怪，因为你头的位置发生了改变，整个本体感受都变了。当然，你还可以换个手擦屁股，多实验几次，你一定会领悟什么是本体感受了。

临床上看诊时，很多患者都意识不到自己有驼背，有高低肩，甚至身体已发生了明显的偏移，他们也意识不到，他们还自我感觉挺正的，这就是因为他们的本体感受已经产生了异常。

简单来说，一开始，比如我们小的时候，因为学校的久坐、繁重的作业、天气寒冷导致缩头耸肩等等因素，再加入了"久"的因素，致使我们的本体感受发生改变，以至于我们都忘记了正确的姿势，我们找不回去了，然后就很快疲劳、感到累、不舒服，然后就采用一些所谓的坏习惯，以让我们获得舒服（即便会牺牲长远的健康），坏习惯又会进一步造成本体感受的错误，还会对身体造成伤害（前面已经说过），如此恶性循环。

所以，解决问题的关键是让你能够舒服得正确，继而形成新的习惯，让你能够由无意识的错转变为无意识的对，这就是接下来本书所努力去做的目标。

总结为：干掉阻力，加强动力
矫枉过正，刻意练习

行动篇

限于篇幅的原因，本着实用第一的原则，本章摒弃了同类书籍用大量篇幅描述各种疼痛机理的篇章，以及背后相关解剖病理等，因为通过大量临床实践，我们发现那些繁杂的知识会占用读者太多的注意力资源，反而不利于技术的推广，毕竟大家的真正需求是能够高效地解决自身问题，或者帮助指导身边的人进行康复训练。能够解决问题才是首要需求，至于为什么很多问题能够通过这样一套训练就可以得到解决、背后的原理是什么等，对于非从业者而言相对就没有那么重要。

在开始阅读接下来的内容之前，不妨在纸上记录下此时你身体的状况：有无疼痛；有无僵硬酸胀；哪些动作会诱发疼痛等常见慢性疼痛。以便你能够在一段时间的锻炼后察觉身体的变化，这些正向的变化会激励你坚持，反向的变化则会倒逼你找到问题所在，继而慢慢改进、逐步好转，继而能够激励你坚持，从而能够进入正向反馈，触发良性循环。记住！"最好"是"更好"的敌人。首先要行动，没有人一开始就完美，只要能够保持进步就是最优秀。

身体慢性疼痛或不适记录清单：

部位	动作描述	（文字形容）	疼痛打分

（自觉疼痛打分：0～10分，0分不疼，10分疼得要死）

快走

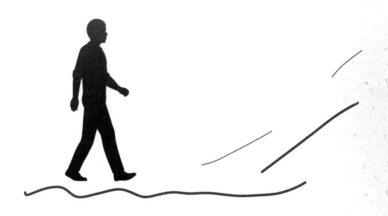

　　如果你确实比较忙，那我唯一需要你掌握的运动就是快走，学会正确地快走，每天坚持 20 分钟，你将获得超乎想象的受益。在如此繁忙的社会，我们大多缺少运动，尤其缺少能够调动全身关节肌肉筋膜等所有软组织的对称性运动，而快走可以说是最佳的，它既没有跑步时对下肢的巨大冲击力，又弥补了慢速运动时无法调动并训练到筋膜的弹性与相对滑动能力，最为重要的是快走还是非常有节奏的对称性运动，堪称完美。迄今为止，有太多的研究证明了快走的好处，也产生了很多相关的研究论文及数据。

　　当然，好效果的前提是动作正确并能够加以坚持，而不是三天打鱼两天晒网，所谓"知行合一，难上加难"。不过，相信能够读到这里的你一定拥有非常强的耐心与执行力，不会超过一个月，你的身体一定将会对你接下来的努力做出回报。

下面就跟着我开始吧！

首先，你需要换上一套宽松、不会束缚你关节运动的衣服，无需专业的运动装备，毕竟快走是相对比较柔和的运动，然后找一条人流量少的马路即可，以免在快走的过程中因避让行人而打乱了自己的节奏。

好的步态是轻盈的、放松的、高效的，看看身边孩子们的步态，再回忆回忆自己小时候走路的状态，我们总能轻松走得很远。所以，先让自己放松下来尤为重要，尤其要关注心理上的放松，心理上放松了，身体才会放松。在面对压力时，身体往往会选择提高肌张力以应对，这也是进化的结果，肌张力的提高可以帮助身体能够用最快的速度投入战斗或逃跑。

然而，现代社会压力的广泛普及，持续的压力让身体处于持续紧张的状态，时刻都绷着，得不到放松，自然会诱发很多问题，尤其会影响运动系统中的筋膜系统，让身体变得不再高效。

放松非常重要，不论是心理上的，还是生理上的，而且二者彼此相互影响。不放松也无法练好五禽戏，需要引起重点关注，让身体放松5分钟，重点是感受身体的放松，从头至尾的放松。

第1步 双足与肩同宽站立，双肩放松，把身体想象成波浪鼓的鼓，手臂想象成敲击鼓的线与圆球。

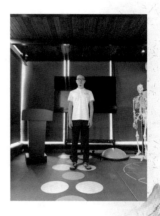

第2步 以脊柱为旋转轴，左右交替有节奏地转动身体，让手臂跟随身体自由转动。

注意 ⚠

手臂的运动是被动的，而不是主动发力去摆动，动作过程中注意身体的姿态。肩膀不要耸起，要放松。

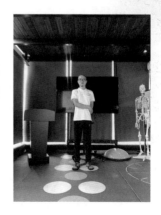

上身获得自由后，便来到下肢。在打开下肢的同时，这个动作可以很好地锻炼协调性。每次练习 3～5 分钟，两边交替轮流练习，不要刻意绷紧身体，体验动态过程中身体的放松，全身放松很重要。

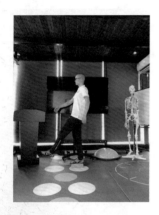

第 1 步 找个台阶或者小的垫片，让一侧足踩高，让另一侧腿悬空，像钟摆一样前后自由地摆动。

第 2 步 腿在前后摆动时配合上身的自由转动。

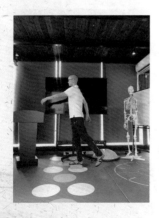

第 3 步 找到那个弹性点，感觉身体像一个被拧转的弹簧，可以自动弹回。

注意 ⚠

一定要对侧交叉摆动，而不是同手同脚。当腿向前摆动时，同侧的肩膀应该向后，腿向后摆动时同侧肩膀则应该向前。整个过程中要注意身体的姿态，躯干要保持直立，以脊柱为旋转轴。如果控制不了骨盆与腰椎，则要重点练习下面的 2-3、2-4 训练视频。

腿向后伸时，腰椎与骨盆的控制能力非常重要。不但对于走路，在练习鹤形时尤为考验这个能力。在做这个练习时最难控制的莫过于骨盆，借助一面镜子辅助观察非常有必要，或者把动作过程用视频记录下来，再回放，也是一个不错的方法。有时间就可以练习，次数不限，直到掌握为止。

第1步 找一面镜子，侧对镜子，双手扶住骨盆，将一侧腿置于身体正前方，腿保持伸直，足尖触底。

第2步 用足尖在地上向外向后再向内画一个半圆，向后时幅度尽量大。

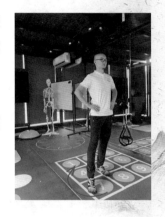

第3步 回到起点，重复练习。

注意

足尖在向外到达最外侧，开始向后伸向内收时，要时刻注意自己有没有发生挺腰的动作，一定要避免腰椎向后伸展。如果控制不住，则降低动作幅度，确保动作正确。或者先进行更好控制的 2-4 练习视频。

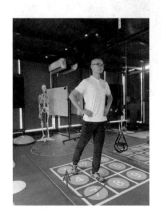

如果你不擅长观察，这个动作将会是你最好的选择，随时随地就可以练习，即使没有墙，你也可以找一棵树靠着。你没有理由拒绝这么好的训练。

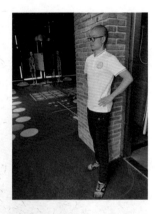

第 1 步 如左图所示，找一个墙角靠住，然后将对侧手平塞进墙面与腰椎的缝隙，通过骨盆带动腰椎压紧手。

第 2 步 用足尖由前向后做同样的画圈动作，在这个过程中，尤其是足尖向后向内时，要时刻保持腰椎压住自己的手。

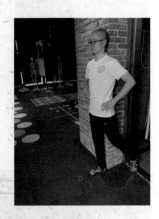

注意 ⚠️

头的位置也很重要，收住下巴，并保持靠墙。

现在，你可以出发正式开始快走了，大脑放空一切，保持放松，好的步态一定是连贯的、轻松的，好好练习，掌握它，你会爱上走路的。

第1步 正常站立位，非常放松地向前迈出一条腿，同时将同侧的肩膀向后拉。

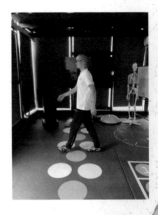

第2步 支撑侧髋关节向后伸展发力，力传导至腿与足，就感觉整个足有一种把地面往后推的趋势，从而产生一个让骨盆向前的反作用力。

第3步 交替连贯下去，找到视频2-2的那种自动弹回感。然后，提速。

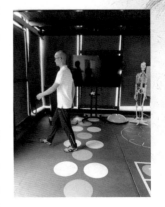

注意 ⚠️

走的过程中身体不要向后仰，更不能挺着肚子，可以略微前倾，但不是弯腰弓背。推进的力量来源于臀部，千万避免用前足去拼命蹬地，足应该是放松自然的，无需刻意发力。如果控制不了则返回练习视频2-3、2-4。肩膀一定要放松，不要绷住，不要耸肩，要自然。如果放松不下来则返回视频2-1、2-2的练习。

慢跑

视频 2-6

如果你掌握了快走，接下来就可以过渡到慢跑，快走是慢跑的基础。所以，不要跳过快走的环节直接来到这里，世上无捷径。

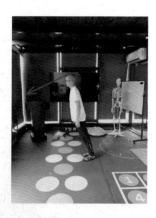

正常站立位，将身体整体向前倾斜。

身体向前倾斜到一定角度，腿会自动向前迈出，无需刻意控制，只要保持倾斜，你就自动跑出去了。

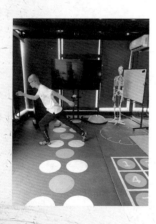

试试加大倾斜的角度，你会体验到就像踩了油门一样，速度飙升，角度越小，速度越慢，找到属于你自己的慢跑角度。

注意 ⚠

身体要整体向前倾倒，千万避免弯腰、向前伸脖子。如果控制不了，则练习视频2-7的慢跑基本功。慢跑的过程中双肘自然弯曲，随着旋转的身体前后摆动。

这是我想到的最为简单高效的方法，随处可练，你一定要试试。

第1步 找到一面平整的墙面，面对它站直。

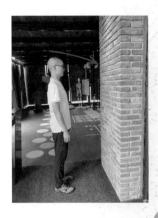

第2步 在保持住身体直立的情况下，整体向墙面倾倒，在快要撞墙时，用双手触墙缓冲。

第3步 缓冲到底后再用手臂将身体推回，再向前倒，双手触墙缓冲，如此往复循环。

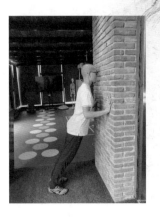

注意 ⚠

　　身体要保持一个整体，建议录像或找个人监督。双手触墙时肩膀不要耸起，头不要向前伸。

呼吸

　　掌握了康复领域中功能强大的快走，你还必须掌握一项重要的本领，因为它实在太重要，伴随着我们一生。它就是呼吸，每个人来到这个世界掌握的第一项技能，同时也是离开这个世界时丢失的最后一个技能。

　　呼吸无时不刻不在进行，或浅或深，每天将近 2 万次，从不停止，直至生命结束。再怎么强调它的重要性都不为过，同时呼吸也是非常复杂的生命活动，关于它的研究与学术成果也非常多，足够写一本厚厚的书。我们在这里不打算展开去讲，不过会教给大家一个技巧，以让大家的呼吸活动能够达到及格线，不至于太糟糕。

　　不良的呼吸模式有很多种，临床中最普遍也是最糟糕的错误呼吸模式当属耸肩式呼吸。诱发这种错误模式的原因多种多样，最为常见的原因是久坐外加弓背头前伸。此时胸腔无法打开，膈肌位置也发生了改变，致使正常的呼吸运动无法进行，身体只好采用耸肩的方式将胸廓向上提以将新鲜空气吸入。此时主要由颈椎周围的肌肉发力来完成这个过程，胸腰结合处的背伸肌也会参与其中，偶尔这样做并无大碍。事实上在缺氧时，比如跑步时，气喘吁吁，我们身体会采用一切方法帮助获取更多的氧气。

所以，并不是说耸肩式呼吸就一定不好，必须避免，而是一直采取这种方式不好。问题的关键在于"一直"，而不是"耸肩"。当你一整天都坐在办公桌前，一直采用耸肩式呼吸的方式去摄取氧气时，你脖子周围一圈的肌肉一整天都在不停地忙着收缩、收缩再收缩，胸腰结合处的肌肉也在忙个不停。然后你开始抱怨脖子及后背僵硬、酸痛，然后你去做各种保健、各种治疗，往往也都会有所缓解。但是你的呼吸模式仍然还是老样子，继续吸气耸肩，耸肩吸气。当然，定期帮你做保健的技师有时候可能会希望看到这样，毕竟谁会拒绝送上门的生意呢？

找一面镜子，面对它，然后吸气，看看你的肩有没有耸起。要想让你的颈椎与胸腰结合处摆脱长期的慢性疼痛（事实上，呼吸模式的紊乱会造成全身的问题，前面已经说过人是一个整体），你必须改变呼吸模式。

改变最为关键之处就是一句话：西北风能喝饱！最后补充一点，吐气很重要。只有把废气排出，你的肺才能为即将吸入的新鲜空气腾出空间。在气喘吁吁、上气不接下气、缺氧的时候，一定要努力吐气。

呼吸是五禽戏调气过程中的"主菜"，做好这道菜非常不易。仰卧是如此美好，可以排除直立姿势下重力对我们产生的影响，能够大大降低动作的难度，助你体会并领悟到动作的细节，感受到"西北风喝饱"的感觉。

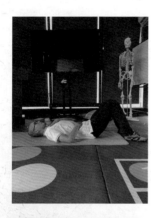

第1步 如左图屈膝仰卧于垫子上，如果驼背严重，可以在头后枕骨位置垫个小枕头，左手放置于肚脐处，右手置于胸口处。眼睛余光盯着胸口上的手。

第2步 缓缓吸气，要求胸口上的手被顶得向上浮动，此时很容易感受到气被吸到了胸腔里面。

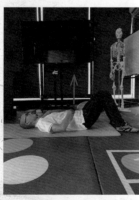

第3步 与第2步相反，要求吸气时胸口上的右手不动，只有肚子上的左手可以被顶起，如果能够做到，你便会感觉气进入了肚子，"西北风能喝饱"了。

注意 ⚠

要求用鼻子吸气。如果找不到感觉，放在肚子上的手可以用力压肚子，以促进本体感受。我们的目的是吸气进肚子，而不是鼓肚子。刚开始用类似于腹式呼吸的鼓肚子方法只是为了帮你找到膈肌被激活的感觉。一旦掌握即可忘记肚子鼓起，只要气进肚子的感觉出现即可。注意整个过程中肚子要放松，不要紧绷着。

生活中，我们的躯干毕竟还是竖着多，躺着少，因此掌握了躺着呼吸的方法，我们还需要找到竖着呼吸的感觉。一般从坐姿开始，只要掌握了坐姿的吸气进肚子，再进一步练习，熟练之后，站着便可轻松做到，勤加练习，便能够达到无意识都做对的境界。继而能够在练习五禽戏的过程中轻松驾驭呼吸。

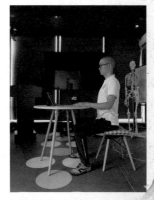

第1步 如右图坐于桌前，双手置于桌面，先轻轻吸气，耸肩，做个错误的动作，以提示自己这样做是错误的。这时也会感受到气被吸进了胸腔。

第2步 与第1步相反，轻轻吸气，向下进入肚子，同时双肩轻轻下沉，多试几次。

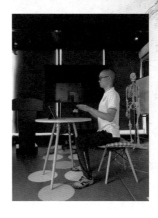

第3步 将双肘抬离桌面，增加一点难度，再试试能不能吸入肚子，熟练之后再试试站姿。

注意 ⚠️

如果坐着实在找不到感觉，可以双手叉腰，同时捏住肚子，给肚子加压，往往容易找到感觉，要有耐心，多试几次。

腹部一定要放松，很多人坐着时腹部会收得很紧，那是不对的。

刚开始会出现喘不过气的感觉，可以采取间歇式呼吸。待后面的胸腔打开动作打开了胸腔，髋关节屈髋肌群的拉伸动作拉开了阻碍膈肌运动的腰大肌，这一情况就会慢慢消失。

耐心

　　长辈们总是告诫年轻人不要急于求成。这个伟大的哲理用到我们训练计划上，再恰当不过。不管你自我感觉有多良好，请像小孩学走路一样，先学翻身、再爬、再直立、走、跑、跳……试图跳过某个中间环节常常不是一个好主意。从最低的训练量开始，给身体薄弱环节一个慢慢成长的机会，就当是重启一下身体。

　　为此，我做了一份几乎适合所有人、最为基础的循序渐进的训练计划表格（表2-1）。跟着这份计划去开始训练，即使你自我感觉很好，也要严格按照计划执行，切记不要过量。刚开始时你会感觉过于轻松，因为在开始阶段我们的目的是熟悉并掌握动作细节，同时给身体充分的时间为后面的中等强度训练做好充分的准备。

　　（在开始之前，不要忘了先记录下所有快走与慢跑时身体的不适，然后再开始进行接下来的训练。一段时间后再记录身体的变化，看看那些不适有没有减轻或消失。若是没有减轻，那你就非常有必要花点时间与精力开始后面的针对性训练调整了。）

表 2-1 训练计划

周	一	二	三	四	五	六	日
第1周	10 分钟快走	10 分钟快走	休息	15 分钟快走	15 分钟快走	15 分钟快走	休息
第2周	15 分钟快走	15 分钟快走	休息	25 分钟快走	25 分钟快走	25 分钟快走	休息
第3周	30 分钟快走	30 分钟快走	休息	10 分钟快走+10 分钟慢跑	10 分钟快走+10 分钟慢跑	10 分钟快走+10 分钟慢跑	休息
第4周	20 分钟快走+10 分钟慢跑	20 分钟快走+10 分钟慢跑	休息	20 分钟快走+25 分钟慢跑	20 分钟快走+20 分钟慢跑	20 分钟快走+20 分钟慢跑	休息
第5周	15 分钟快走+25 分钟慢跑	15 分钟快走+25 分钟慢跑	休息	15 分钟快走+25 分钟慢跑	15 分钟快走+25 分钟慢跑	15 分钟快走+25 分钟慢跑	休息
第6周	10 分钟快走+30 分钟慢跑	10 分钟快走+30 分钟慢跑	休息	10 分钟快走+30 分钟慢跑	10 分钟快走+30 分钟慢跑	10 分钟快走+30 分钟慢跑	休息
第7周	15 分钟快走+35 分钟慢跑	15 分钟快走+35 分钟慢跑	休息	15 分钟快走+35 分钟慢跑	15 分钟快走+35 分钟慢跑	15 分钟快走+35 分钟慢跑	休息
第8周	10 分钟快走+45 分钟慢跑	休息	10 分钟快走+45 分钟慢跑	休息	10 分钟快走+45 分钟慢跑	休息	30 分钟快走
...	10 分钟快走+45 分钟慢跑	休息	10 分钟快走+45 分钟慢跑	休息	10 分钟快走+45 分钟慢跑	休息	30 分钟快走

足踝

400万年前，我们人类祖先开始直立。这次进化意义非凡，意味着双手可以被解放出来做更多伟大的事。然而对于双足而言，这是压迫的开始，因为它们将承载全身所有重量。有别于袋鼠的双下肢同时跳跃前进，人类前进时需要双腿交替向前迈，双足就必须交替单独触地。这意味着单个足要承受全身的重量与地面接触撞击时所产生的巨大冲击力。它们面临着巨大挑战，我们的足也因此而进化得非常强大，以能够承受这份压力。

然而现代的生活方式发生了巨变，尤其是坐便器的普及。我们由每天蹲着排便改为了坐着排便，这让我们失去了每天至少全蹲5分钟的机会。工作、生活、娱乐又大多是坐着、站着、躺着，好不容易小朋友对地上的东西产生了兴趣，蹲下来准备观察研究，旁边的家长赶忙将孩子拉起，并教育孩子不要蹲在地上玩。就这样，我们蹲下去的机会越来越少。而全蹲是让足处于背屈末端位的最佳动作，其次就是步态中的承重末期，足也处于背屈末端。

（然而由于大多数髋关节的伸展受限，限制了足背屈，使其不得不"外八"或垫脚代偿，这点后面髋关节部分会讲到）

一旦足背屈受限，整个步态便会发生改变，继而会引发出一系列问题：足弓会被压低，大踇趾伸展活动度会退化，逐步还会形成踇外翻，跟骨逐步外翻，舟骨与骰骨形成的舟骰关节也会出现功能障碍……有点像多米诺骨牌效应，一个被推倒，其他都会受到影响。恢复的时候只要有一个环节没有到位，那么整体的功能便会受到影响，会陷入恶性循环。

由于相关专业知识的缺乏，可能有点不太好理解，没有关系，记住一个黄金法则：一个关节长期不到达其活动范围末端，时间长了，这个关节的活动度便会退化。比如手臂骨折后，由于石膏等固定支架的限制，手臂无法伸直。两三个月后即使把石膏与支架拆掉，手臂也无法伸直，需要经过一段时间的反复强行伸直拉伸才能够恢复活动度。就像一支军队，长期不打仗，必须要定期进行军事演习。否则其组织能力、战斗力都会大大下降。

这也是天天花20分钟练习五禽戏对身体有好处的原因，就像是天天让组成身体的很多支军队（关节、软组织……）定期进行军事演习，以能够保持最佳状态。

对于已经退化的关节区域，我们需要一些特定的针对性动作去改善，让其重新获得本该能够达到的活动度，也就是消除那些阻碍其向特定方向活动的阻力。在开始之前再次强调，本书的宗旨是减法原则，目的是为了让大家能够用最少的时间收获最好的效果。所以，不要去跳过或省略某个步骤或动作，它们都非常重要，都是经过精心筛选的，一个都不能少。

如果善于观察，我们会发现鹿奔动作中足尖在快要离地时踝关节就处于跖屈末端的位置。这是一个我们非常容易忽视的活动度，很少见到有人去改善它，但大多数人又都有这一问题，或多或少都会受限。这个功能的受限会诱发很多的问题，严重影响足踝在步态中的功能，所以要多花些时间与精力去改善它，建议每天睡前都做一做。

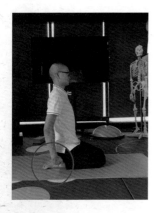

 如左图绷脚跪于垫子上，用双手推住足跟，让足跟始终贴合在一起。

 慢慢向后坐下，将身体的重量缓慢加至足跟。

 感受足背前侧出现的拉扯感，有时甚至会出现疼痛，这是正常的，保持 30 秒。

注意 ⚠️

整个过程足跟要始终尽量贴合。

若足背前侧剧烈疼痛，无法承受，可用一个小毛巾卷垫到足背前侧即可。

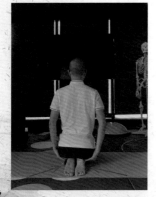

若在下压的过程中，足背前侧没有拉伸感，或者足跟无法保持靠拢，则改为压单侧足，方法见视频 2-10。

要想获得轻松的步态，这个功能必不可少。如果受限，会影响步态中足的蹬地离开，同时五禽戏中"虎举"动作的末端对大踇趾伸展的活动度要求很高，是你能否平衡的关键。就整个下肢的生物力学而言，这个活动度起着画龙点睛的作用，千万不能遗漏。起码要给予足够的关注。

第 1 步 如右图找一垫子勾脚跪下，双手撑地，让双足踇趾尖、踇趾根和足跟三点在下压过程中依次贴合至靠在一起。

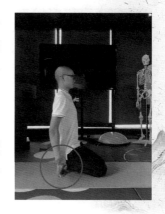

第 2 步 慢慢向后坐下，将身体的重量缓慢加至足跟，此过程保持上一步的三点不分离。

第 3 步 感受大踇趾跟处关节的拉伸感，保持 30 秒。

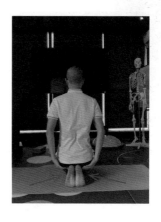

注意 ⚠

若关节出现疼痛剧烈，无法承受，则利用双手辅助支撑以减轻施加于足跟的重量。

若在下压的过程中，无法保持大踇趾尖贴合在一起，则改为单侧压，方法见视频 2−11。

足背屈活动度的重要性已经是学术圈公认的了，五禽戏中几乎每个动物的动作都对足背屈活动度有一定要求。这个动作算得上是改善足背屈的最经典动作之一了，经久不衰，老少皆宜，动作易掌握，几乎没有任何禁忌。唯一的不足就是会有人觉得跪在地上的膝盖不舒服，那就找个毛巾垫着吧！

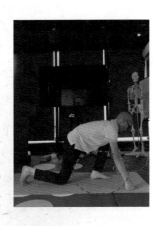

第1步：如左图弓步跪姿，足尖朝向正前方，身体前倾，将身体重量施加到前侧大腿上，双手撑地以维持平衡。

控制身体缓缓向前移动，保持膝盖朝向第二脚趾，一直移动到末端，加压保持20～30秒，以打开踝关节活动度。

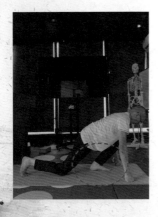

完成上一步之后，让身体前后移动做一些动态的关节松动，以促进活动度的恢复。

注意 ⚠️

整个过程前侧小腿要完全放松，足跟不能离开地面。

后面的足要勾住，用大踇趾踩地以帮助身体稳定，从而避免前面的足过度用力。

下面这个动作对于爱运动的朋友来说，想必很熟悉。即使没有亲自体验过，想必也见别人做过，这是比较经典的小腿拉伸的方式。当然，还有更加经典的，那就是把前足垫在台阶或墙角，然后用力向下压，但那样做会把足弓压平，已经被淘汰了。而我们介绍的方法可以很好地保护足弓，关键是在哪里都可以做。

第1步 找一面墙或其他稳定物，前后腿弓步站立，足尖朝向正前方，双手扶墙，以维持身体稳定。

第2步 将身体视为一个整体，然后由骨盆带动身体整体向前移动，前侧腿膝盖弯曲，后侧腿保持伸直，保持足跟不离开地面，感受后侧小腿的拉伸感。

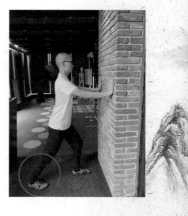

第3步 拉伸到达末端后，收缩臀肌，带动整条腿外旋，也就是膝盖向外转，足不动，可以增强拉伸感，保持数秒，每边做两组。

注意 ⚠

前侧弯曲的腿膝盖不要过脚尖，如果过了，则把前侧足向前移动。

身体向前移动时，要用骨盆平移带动身体，而不是身体向前挺。

手臂放松，自然弯曲，不要发太大力，扶墙只是为了辅助身体平衡。

整个过程中，足尖始终朝向正前方，足跟始终不能离开地面。

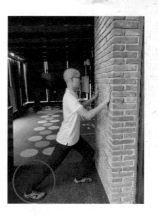

改善足背屈的方法有很多，但篇幅有限，这里只介绍三个。之所以把这个动作放进来，是因为它确实比较实用，在健美圈比较流行，当然也是因为它的效果比较明显。如果你在练习"鹤飞"动作的最后，全蹲蹲不下去时，一定试试这个方法，如果受限不严重，往往会得到改善。

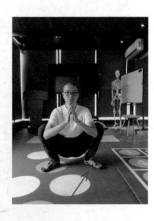

第 1 步　双脚打开至肩宽的 1.5 倍，足尖向外旋转 45°～ 60°，下蹲完全，注意膝盖要朝向第二脚趾。

第 2 步　双手合十，双肘打开，与膝盖微微接触，此时双膝要主动向外去展开，而不是与肘挤压对抗。

第 3 步　身体左右交替晃动，让重心交替施加于双足，借助冲击力，以促进关节打开。

注意 ⚠️

　　身体左右晃动时要维持身体的整体性，不能松散，不能弓背弯腰，就好像身体以脊柱为轴在转动一样，双肩下沉带动双肘压住膝盖。

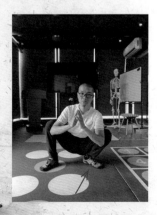

如果你足的稳定性差，容易崴脚，"虎举"动作末端垫脚时身体非常不稳定，甚至感觉会跌倒，"鹤伸"单腿站立时也晃晃悠悠站不稳。那么骰骨的位置改善对你非常重要，可以说是必不可少。好消息是，自我改善的方法非常简便，随时随地都能练习，但是掌握它并不容易，要慢慢领悟，耐心练习。

第 1 步 骰骨的位置如右图所示，可以用手指沿着足外侧向后滑，滑到一个隆起的骨头，即为第五跖骨根部。继续滑过这个突起会掉入一个凹陷，这就是骰骨的位置。

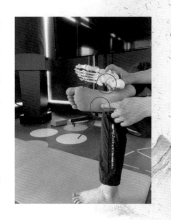

第 2 步 站姿，将骰骨顶住地面上的突起物，然后将身体的重量缓缓压上，通过反作用力将骰骨向上顶。

第 3 步 来回施加身体的重量，形成动态的推挤，不断调整好位置、角度，感受骨骼的微动。

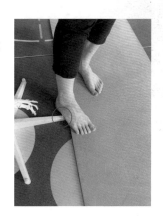

注意 ⚠

动作的过程要慢，重在做对，有时出现酸痛是正常现象，一段时间后会改善。

如果你的足踝功能已经通过前面的足踝练习获得了初步改善，那么接下来你需要掌握这个高效的三步组合动作。它可以助你打开姆趾的伸展、足跖屈，还能造一造你的足弓，最重要的是，这个动作可以非常方便地在你办公室进行。

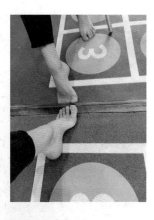

 坐或站于墙角，如左图将大姆趾顶在墙上，充分向上顶起，大姆趾根部保持与地面接触。

 将脚充分绷直，进一步伸展大姆趾。

 通过小腿的向外旋转，带动足跟向内微微摆动，从而将足弓升起，进一步拉伸前足的活动度。保持30秒。

注意 ⚠

由于关节受限，多数人会出现大姆趾根部的疼痛，属于正常，可以适当降低动作幅度，循序渐进，慢慢会好转。小腿向外旋转的过程中，足背要保持绷直，如果无法绷直，则回顾练习视频2-10。

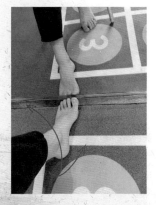

为了快速适应不同的地面环境，足踝进化得非常灵活。而现在过多的长时间制动，太多的"久"造成了足踝功能退化，周围筋膜的弹性大大下降，甚至发生了粘连。这也是为什么看似不难的五禽戏，对于你而言却非常难以控制。同时，底盘不稳，人也无法放松，想想冬日走在非常湿滑雪地上的你，身体能放松吗？

第1步 如右图，足跟支撑身体，充分勾脚。

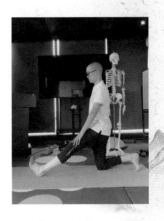

第2步 足尖向内画圈，并慢慢将大脚趾根部向垫子踩，直至与垫子接触。

第3步 与垫子接触后，大脚趾根部贴住垫子慢慢向外滑动，就好像前足向外扫地一样，扫到外侧末端再将足慢慢勾起至末端。重复动作数次。

注意 ⚠

当足贴住垫子时，要将大踇趾根部尽力压向垫子。后足要勾起，用大踇趾根部压实垫子，可以很好地帮助稳定身体。动作过程中保持身体的稳定，不能东倒西晃。

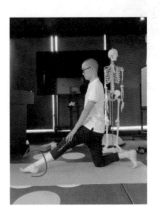

足踝通过转动松开后，还需要进行基础的力量练习。之所以说"基础"，是因为没有任何外界负重，集中所有注意力去练习控制力。能够激活并精准控制，是一切的起点。要想获得下肢的稳定性提升，这个能力很关键。

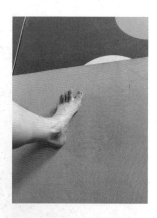

第1步　坐稳于凳上，小腿与地面垂直，大腿与地面平行。

第2步　将足的内侧与外侧看成是扫把头，以足跟为圆心，交替向内向两侧外扫地。

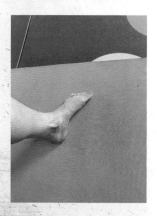

第3步　足的内侧在向外扫时，膝盖不能向内侧倾斜。足的外侧在向内扫时，膝盖不能向外倾斜。

注意 ⚠

　足在向外扫时，大踇趾根部尽量用力压住地面，就好像死死压住一枚硬币一样，扫的幅度尽可能大。待熟练掌握后，可以改为站立位做。

"虎举"与"猿提"垫脚时足的受力方式也是医院常用的训练，一般手术过程耗时较长的患者，刚刚做完手术后，医生都会让患者躺在床上做这个练习。勾脚、绷脚的过程，小腿肌肉一张一弛，可以帮助下肢静脉血管的血向上回流至心脏。这一动作，对于久坐、下肢循环不良的办公室人群，是非常不错的选择，坐在凳子上就可以进行，非常方便。

第 1 步 坐稳于凳子上，垫脚至足背绷直，大脚趾根部压地，足跟微微向内，足弓升起。

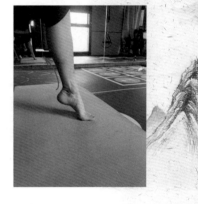

第 2 步 稍做停顿，足弓缓缓下落至地面。

第 3 步 以足跟为支点，充分勾脚，感受小腿前侧肌肉的收缩。如此循环往复数次。

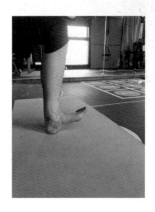

注意 ⚠️

如果垫脚至末端不顺畅，则重复练习视频 2-16。垫脚至末端时，膝盖不能向内倾斜，若控制有困难，则重复练习视频 2-18。

待熟练掌握后，可以改为站立位做。

谈到足弓，我一定要强调一下鞋，那些名贵的满世界广告宣传的运6岁才能发育好，然而他们大多数足弓都没有发育起来，因为他们从小就穿着非常柔软、减震的运动鞋。以至于他们的脚认为，这个世界非常柔软，不需要发育出足弓来缓冲，用进废退，足弓都退化了，非常可惜，赶紧练起来。

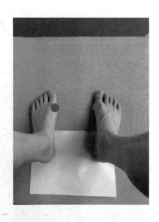

 坐稳于凳上，双足分开，脚跟踩在一张纸上。

 想象双侧大踇趾根部踩着一枚硬币，死死踩住，双侧足跟相互靠拢，将纸推成一座"小拱桥"。

 小腿微微的地外旋转，带着足跟相互靠近，感受足弓的升起，感受足底肌肉的收缩。

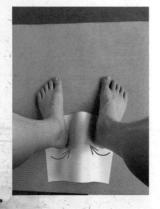

注意 ⚠

整个过程大踇趾根部都要踩住地面，不能翘起。膝盖要尽量控制，既不要向外，也不要向内。

待熟练掌握后，可以改为站立位做。

练好的足弓最终是要去用的，要实战，用这种前后迈腿跨步通过骨盆带动下肢继而升降足弓的方式，可以很好地将足弓的功能与全身功能进行整合。从而让我们在步态中能够充分发挥足弓的缓冲性能。

第 1 步　感受小腿的轻微向外旋转带动足跟微微向内诱发足弓升起的感觉，多做几次，记住这个感觉。

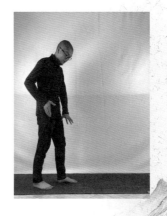

第 2 步　两腿前后站立，感受一下前侧支撑足降低的足弓，然后将后面的腿向前迈出，带动骨盆向对侧旋转，从而带动支撑腿向外旋转，旋转继续传递至支撑足小腿，带动足弓上升。

第 3 步　前后来回多重复几次，体验足弓升起的感觉。

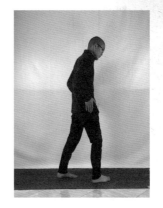

注意 ⚠

　　向前跨步不宜太大，太大容易让人失衡，感受不到足弓的动作，应循序渐进地练习，如果感觉不明显，可以改为先支撑足侧跨步，这样可以加大骨盆的旋转，详见视频 2-21。

膝盖

　　全身最无辜的受害者，当属膝盖，膝盖的复杂程度，如果详细介绍，足以写一本书。

　　然而，膝盖的问题往往并不是膝盖本身，至少在临床上大多是这样，不夸张地说将近八成的膝盖问题，并不是膝盖本身的问题，即便核磁共振显示膝盖有损伤，大多也是其他问题所引起的，也就是导致膝盖出问题的"因"在别处。当然，已经出现损伤的膝盖自然也会成为膝盖问题继续恶化、好不了的原因，导致恶性循环。打个比方，膝盖的损伤好比膝盖被划伤了一刀，此时膝盖本身的功能必然也将受到影响，自然承受负荷的能力也会大大下降，损伤阈值将会降低，变得更加容易损伤，所以，直接对膝盖进行治疗虽有效果，但临床上常常会反复发作，好不了。

　　需要将病因去除，让膝盖自愈，继而走上良性循环的大道。膝盖的常见损伤机制是内扣，以及力线的偏歪。诱发膝盖内扣的原因往往是足踝与髋关节，当然，还有习惯的因素，尤其是女生。而力线的偏歪往往与骨盆、脊柱的偏歪有关，临床上非常多见。

　　解决的方法很简单——跟着本书耐心锻炼纠正。

髋关节与骨盆

　　无论骨盆前倾或者后倾，都只是骨盆选择的一种状态，就像方向盘，既可以向左转，也可以向右转，这取决于驾驶员，取决于道路情况。但有一个前提，那就是方向盘的功能得是正常的，能够自由地左右转动，而不是卡住了，只能向一侧转动，无法摆正方向盘。

　　所以，我们看待骨盆的前倾或后倾问题时，不能仅仅只是盯着骨盆看。

　　首先，需要解决周围软组织挛缩、粘连造成活动度受限的问题（卡住了），比如，长期久坐姿势下，髋关节前侧屈髋肌处于缩短状态，时间一长，软组织就会发生挛缩，甚至粘连，当站起来的时候，挛缩过紧的屈髋肌群便会阻碍骨盆回到正确的位置上，骨盆便不得不处于前倾状态，有时还会拉着股骨外旋，产生"外八"足。

　　其次，还要解决骨盆本身不会动的问题（不会转方向盘），这是最需要关注的，同时也是最容易被忽视的问题。就拿坐姿来说，很多时候我们被要求坐正，然而很多人的大脑都把坐正理解为挺直腰杆。这一"挺"，全是腰部肌肉在收缩发力，压力全在腰上，腰肌劳损等问题便会找上了门，也就不足为奇了。本来完全可以通过骨盆的旋转将腰椎摆直的，骨盆的旋转只需非常轻柔的力，在接下来的训练中，你会体会到这种感觉。站姿也是同样的问题，临床中不少跳拉丁舞的小朋友都有腰曲过大的问题，年龄大一些甚至还会出现腰痛，而很多舞蹈机构都在宣扬拉丁舞可以改善体型，如果你去看小朋友拉丁舞的基本功练习，不难发现问题，她们花大量的时间在练习挺直、挺直……大家都挺得笔直，看着是好看，但是发力全错了，需要引起我们的关注。

最为重要的是要解决其他区域的问题（改善道路情况），就拿最常见的驼背来说，你可以做一个驼背的姿势，此时你的视线是朝向地面的，这是非常没有气质的负能量姿势。平时都无所谓，一旦进入重要场合，我们便会本能做出调整，会抬头挺胸，然而由于胸椎无法伸展，头也"卡"住了，收不回，此时，男性多数会采取将骨盆向前推移的策略，而女性多采取骨盆前倾，腰椎过度伸展，以纠正自己的姿势，显得好像有气质。

每个人都有骨盆，但是绝大多数人已经忘记了该如何控制自己的骨盆，他们都变成了美人鱼，只会扭腰，完全没有骨盆的概念，所以需要这个动作重新学会操控自己的骨盆。当下非常流行翘臀运动，很多人都在练臀，然而，他们都忽略了控制骨盆这一不可或缺的基本功。五禽戏中的熊戏需要非常好的骨盆控制，否则起不到松腰的作用。

第1步   如右图仰卧屈膝，在小肚子上放一个杯子。

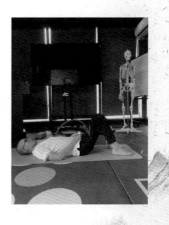

第2步   利用骨盆的动作带动杯子向足的方向倒水，即为骨盆前倾，向肚子方向倒水即为后倾。

第3步   用最轻柔的力量去控制骨盆，轻柔地带动骨盆前倾至末端，然后放平。再轻柔地带动骨盆后倾至末端，然后放平。耐心地重复数次，直至获得一个灵活的骨盆。

注意 ⚠

大多数人都会通过腰往上挺来带动骨盆前倾，一定要避免，如果控制有难度，则降低幅度，循序渐进。骨盆后倾的过程中，腹部肌肉不能过度收缩，可以用手去感受，监督自己。

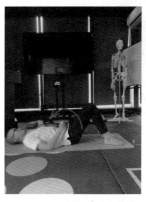

骨盆的控制并不容易，所以要非常有耐心。

由于现在的生活习惯，几乎每个人的内收肌群都需要松一松。内收肌的紧张不但会限制外展，还会限制屈伸，同时还会影响盆底的功能。而且内收肌群的紧张通过筋膜的液压机制，会导致整个大腿肌群的张力增高。同时，由于下肢动脉与静脉还从大收肌裂孔穿过，大收肌的紧张会直接导致下肢血液循环不畅。

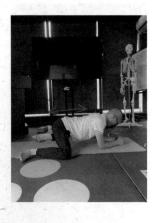

 如左图趴在垫子上，脊柱保持稳定，维持成一条直线，收住下巴。

 以肩关节、髋关节为轴，身体前后移动，感受大腿内侧的牵拉感。

 加入骨盆的动作，身体向前平移时，骨盆后倾，向后平移时，骨盆前倾，来回往返。每次3～4组，每组15～25次。

注意 ⚠️

支撑时肩带要撑起来，不能掉下去，不能塌腰。前后平移往返时，躯干要保持稳定不晃动。加入骨盆运动时，要注意动骨盆，而不是动腰。动作在髋上，不在腰。

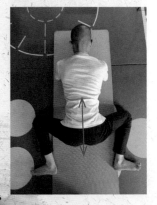

这是必练动作，长期久坐会导致前侧屈髋肌群的紧张，尤其是髂腰肌，髂腰肌的紧张会诱发很多问题，比如腰痛、骨盆前倾等。而且过紧的腰大肌会限制髋关节向后伸展，导致做"鹤伸"动作时腿无法向后完成动作，或者会通过骨盆前倾、腰椎伸展来代偿，反而把腰练坏了。每天都要坚持练一练。

第 1 步 弓步支撑于垫子上，先用双手引导骨盆后倾至末端锁住。

第 2 步 缓缓将身体向前平移至末端，感受大腿前侧及腹部深处的拉伸感。

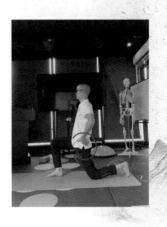

第 3 步 将拉伸侧手臂充分上举、延展，并向同侧旋转脊柱，骨盆不动，充分吐气，感受拉伸感的逐渐增强，保持 30 秒。

注意 ⚠

整个过程中骨盆都要保持后倾锁住，不能失控。向上举手时，骨盆不能向后回，要保持在前移位。吐气加强拉伸感时，身体要维持姿势不动，否则会削弱拉伸效果。后面的足要勾脚踩住地面，大脚趾根部用力，这样身体才会稳定。

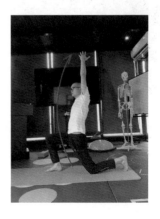

虎能不能扑下去，鹿能不能奔起来，就看髋关节的活动度了。这个动作可以非常到位地松解开大腿后侧粘连的筋膜，如果站姿体前屈摸不到地，可以试试这个动作，会有惊喜。这个位置非常神奇，一旦打开，会有很多意想不到的效果。

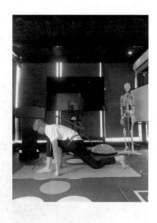

 第1步 如左图支撑，将身体的部分重量移至大腿及双侧手臂。

 第2步 将骨盆向前倾至末端，勾脚，然后将身体整体向后平移，至大腿后侧出现明显拉伸感。

 第3步 向内侧转动脚踝，就像视频2-17一样，感受转动的过程中大腿后侧强烈的酸痛感。

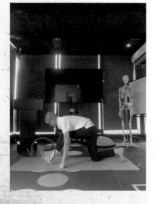

注意 ⚠

身体在整体向后平移的过程中，要保持住骨盆的前倾位置与勾脚。转动足踝时，骨盆与身体后移的位置也要保持住。动作的过程中收住下巴，不要仰头，这样才能充分延展开背部的筋膜。

很多人跑完步都会拉伸大腿前侧，但大腿前侧真的不需要那么多的拉伸，真正的问题是筋膜粘连。此处筋膜的粘连会直接导致膝盖压力过大，尤其是下楼膝盖疼痛，可以试试。虽然下楼膝痛有很多原因，但很多时候你只需做这一动作，就能得到不错的效果。筋膜一旦松开，下肢便能更放松、更灵活，五禽戏练起来更是游刃有余。

第1步 如右图跪于垫子上，臀部微微抬起，双手扶住骨盆，带动骨盆后倾至末端。

第2步 保持住骨盆的后倾状态，缓缓起立，感受大腿前侧牵扯的酸痛感。

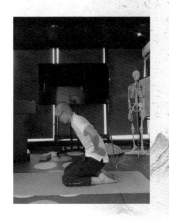

第3步 起至末端后，屈膝屈髋向下返回至大腿后侧与小腿微微接触，再次骨盆后倾，向上，重复动作数次。

注意 ⚠

向上的过程中骨盆要保持住后倾的位置。

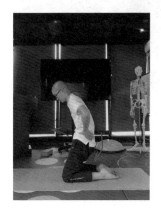

这是一个组合动作，可以很好地帮助我们平衡每天跟虾米一样蜷着的生活方式。身体前侧的深层与浅层都可以通过这个练习打开，打开之后再来练习"虎举"动作，你会发现身体能够延展得更开、更长了。"鹤伸"也会变得更加顺畅，气也能够吸更多了。

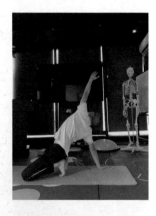

 先勾脚跪坐于垫子上，一只手于身体后侧与地面接触并支撑身体，另一只手向上举起，延展。

 骨盆微微后倾保持，将臀部抬离，顶起。

 身体向支撑侧手微微旋转，对侧臀部收缩发力，进一步将髋向上顶，充分吐气，感受大腿前侧及腹部深处的拉伸感。

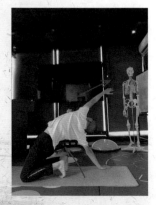

注意 ⚠️

举起的手要尽量沿着手臂延长，骨盆要维持略微后倾，这样可以保证压力在髋上，避免过大的压力集中在腰椎，造成不必要的损伤。收住下巴微微仰头。

作为"髋关节打开 -2"的补充版，这个动作可以拉伸得更到位，可见髋关节前侧拉伸的重要性。我们随时随地都可以进行这个拉伸，坚持拉伸，平衡你的久坐生活。这个拉伸动作对平衡有一定的要求，正是如此，此动作可以很好地锻炼我们的平衡能力。五禽戏对平衡能力都有一定的要求，如果你能掌握这个拉伸，定能很好地驾驭那些更具挑战的动作。

第1步 前后腿站立，双手扶住骨盆，引导骨盆后倾至末端。

第2步 身体整体向前平移，感受大腿前侧及腹部深处的拉伸感。

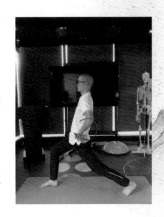

第3步 将同侧手臂举起延长，并将脊柱向同侧旋转，吐气，充分拉伸，保持 30 秒。

注意 ⚠️

身体向前平移的过程中，骨盆要维持后倾的状态。举手旋转时骨盆同样要维持后倾，并且要处于前移位置。后面足的大拇趾根部一定要踩实地面，只有踩稳了，身体才能稳定，身体稳定了肌肉才能放松，放松的肌肉才能被充分拉伸开。

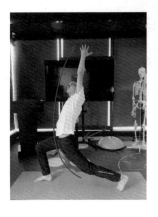

何为理想的坐姿

　　首先需要强调一点，所有坐姿都没错，怎么坐都可以，但有一个前提条件，那就是时间不能"久"，一旦久坐，就需要正确的坐姿。

　　理想的坐姿下，身体各区域都处于高效垂直排列，自我感觉是轻松的，看着也是端正的。我们从下往上看，找一个平整的硬板凳坐下，双足分开略比肩宽，踩实地面，小腿与地面垂直，如果凳子高度合适，此时大腿将与地面平行；骨盆处于中立位置，如果把骨盆看成是一盆满满的水，那么水既不会向前倒，也不会向后倒，重心也刚刚好垂直穿过两个坐骨结节，落于凳面；继续向上，腰部与腹部，应该都呈放松状态，如果用手按压，应该只有微微的张力，而不是紧绷；再向上到胸椎部，应该呈现一个微微向后凸的弧度，不应太大，也不能太小；双侧肩胛骨微微展开，同时伴有微微的下沉；上面的头部从侧面看，耳朵刚刚好差不多与肩峰在一条垂线上，双眼平视前方，下巴微收，双手非常放松地置于双腿或桌面。

　　是不是感觉这样坐着好不习惯，好累，甚至无法达到这样的要求？不要急！绝大多数人都是这样，你并不孤独，耐心继续跟着后面的锻炼去慢慢调整自己，你会体会到身体的变化，你会体会到轻松的坐姿。

我们大多数人都忘记了正确的坐姿。从小我们经常被教育要挺直腰杆，而"挺"这个字确实很尴尬，它会诱导我们的脊柱过度伸展，背部肌肉绷得紧紧的，体态因此而出现很多问题。成年后，有时候我们也会坐直，但只会腰部发力，挺着，时间一长，腰部肌肉自然劳损，关节受到严重挤压。要动骨盆，不能挺腰。

第 1 步 坐稳于凳面，先做骨盆后倾，再做骨盆前倾。

第 2 步 骨盆前倾、后倾的过程中，会有一个中间的位置，那就是骨盆的中立位置，到达这个位置时，你会感觉臀部有两个骨头与凳子硌到了，最硌的位置就是要找的那个点。

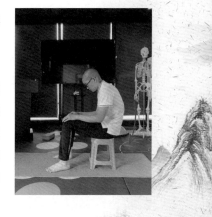

第 3 步 把骨盆想象成一盆水，此时，水处于水平位置，用最轻柔的力控制骨盆，轻轻向前、向后倒。

注意 ⚠️

找一面镜子看着自己，避免通过腰部发力带动骨盆做前后倾。凳子的表面要足够硬，这样硌的感觉才足够明显。动作的过程要慢，发力要轻柔。

如果找不到骨盆的控制感，则返回练习视频 2-22。

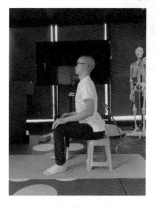

我们绝大多数人都已经失去了高效控制身体的能力。可能是由于压力大的关系，很多人坐着时腹部都处于过度收缩的状态，这让我们容易疲劳，也给腰背部带来了巨大的压力。练习熊戏时就特别需要放松，否则动作就会显得非常生硬，效果更是大打折扣。要重新找回对身体的高效控制能力，找回四两拨千斤的感觉。

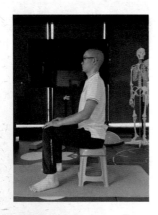

先按照"坐姿调整 −1"找到骨盆的中间位置，即坐骨结节与凳面硌着的状态。

前后移动身体，让坐骨结节在凳面上前后滑动，皮在骨头与凳子之间被挤压，滑动。

先刻意收紧腹部，保持 6 秒，再充分放松开腹部，多试几次，找到最放松的感觉。

注意 ⚠

　　前后移动身体时，躯干要保持成一个整体，整体前后移动。如果腹部收紧放松感不明显，可以将双手置于腹部，感受腹部的张力。还可以利用呼吸感受腹部张力，吸气进肚子，看看放松时阻力有没有减轻，注意身体的姿态，千万别挺腰。

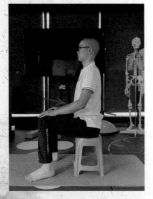

肩胛骨的谜团

　　肩胛骨绝对可以称得上是人体天才般的设计，既可以非常稳定，又可以非常灵活，看看举重运动员举起的重量，再看看体操运动员的灵活，这背后的力学机制非常复杂，又非常精美。力生于足，这点在拔河比赛中体会最深，地面是锚点，双方队员的足都依靠鞋与地面的摩擦力，深深地锚在地面上。大风中的帐篷会不会被刮飞，同样取决于扎在地上的钉子所构成的锚点是否足够牢靠，如果地面过于疏松，钉子又不够深，都不行，一切都是锚点说了算。

　　毫无疑问，肩胛骨周围最稳定的锚点当属胸廓，如何才能锚住它，答案很简单——"沉肩"，一个动作起到了一箭多雕的作用。首先，相对于耸肩，下沉的肩胛骨相当于脚踏实地，而不是悬吊在颈椎与头上，颈椎自然也就得到了解放，不再需要为了成为肩胛骨的"抓手"而时刻紧绷着，同时下沉的肩胛骨还会通过肩胛提肌以及上斜方肌将前伸的头颈拉回来，下沉的肩胛骨还可以通过大小菱形肌作用于胸椎，促进胸椎的伸展，附着于3-5肋的胸小肌也会在肩胛骨下沉伴后仰时，通过喙突的牵拉带动上肋部伸展，继而也起到帮助胸椎伸展的作用。胸椎伸展了，腰部与胸腰结合部自然也就都得到了解放，不再需要过度收缩发力来代偿了。

　　汽车的速度，刹车说了算；关节的活动度，稳定度说了算。人体为了确保安全可控，只会让关节在稳定度可控的范围内活动。回想一下你走在湿滑地面上的情形，是不是非常小心翼翼，腿和腰都不敢伸展、不敢直。

　　所以，话不多说，直接拉伸干掉阻碍肩胛骨下沉后仰的阻力，学习正宗的肩胛骨下沉。

如果把这个动作纳入广播体操，同时鼓励学生下课都做一做，那将有很多祖国的"花朵"能够避免严重的圆肩驼背。第一个看似非常简单的"虎举"动作，对肩胛骨位置有很高的要求。如果肩胛骨向后打不开，双臂在上举的时候将会受限，继而举不起来，往往会通过将腰向前挺代偿，反而伤了腰。"鹤伸"也同样需要良好的肩胛骨位置。

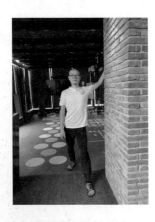

第 1 步 如左图单手扶墙站立，同侧腿在前，手臂斜向上，掌根及手掌与墙接触，身体尽量直立。

第 2 步 由骨盆带动身体整体向前平移，前面腿顺势屈膝，感受肩胸部前侧拉伸感。

第 3 步 身体向对侧旋转，同时微微下沉，配合呼吸，进一步加强拉伸的感觉。保持 30 秒。

注意 ⚠️
　　如果向前平移的过程中，前侧膝盖超过了脚尖，则将前足向前稍微移动一些。身体重心要落于双腿，而不是扶墙的手。墙与手的关系是：向前平移的身体带着手臂向前平移，而墙挡住了手继续前进，手无需发力推墙，手尽力向后，试图躲避这堵墙。

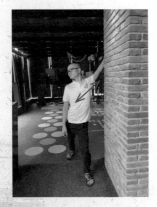

这个动作是作为"肩胛骨复位 -1"动作的补充，比较简单，只需一张垫子即可。看着这个动作，再联想"虎举""鹤伸"，是不是都有肩膀到达这个活动度的要求，否则根本过不去。

第 1 步 四足支撑位，大腿及手臂与地面垂直，躯干中立，成一条直线，如右图单手直臂向前伸。

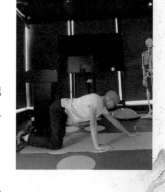

第 2 步 将身体向下压，支撑手小臂与地面保持垂直，拉伸侧腋窝尽量去贴近地面，头转向对侧。

第 3 步 臀部微微后移，配合呼吸，进一步加强拉伸感，每次拉伸至少保持 30 秒。

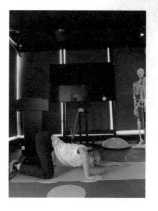

注意 ⚠

不要过度塌腰，动作主要发生在肩部。支撑侧手要用力压垫子，支撑身体主要重量，否则拉伸侧手臂不容易放松。

这一动作作为"肩胛骨复位-2"动作的补充与替代，如果控制能力差，则返回上一个练习。如果控制能力不错，可以用这个方法打开肩部，毕竟这个动作随时随地都可以做，走在马路边，找棵树都可以练习，越方便就越容易坚持。

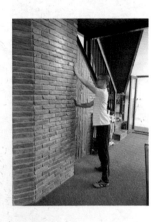

第1步 找一个墙角如左图所示，拉伸侧手在上，稳定侧手在下，双腿打开，约是肩宽的 1.5 倍。

第2步 屈髋屈膝，身体后坐，躯干保持一个整体，身体整体向下沉，感受拉伸感。

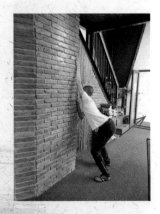

第3步 拉伸侧足踮起脚尖，膝盖内扣，进一步下压，稳定侧手稳住身体，配合呼吸，进一步强化拉伸感，保持 30 秒。

注意 ⚠️

动作过程中不要过度塌腰，身体下沉时，就感觉拉伸侧手被墙粘住了，向下滑不动，感受墙的摩擦力。

肩胛骨下沉起着画龙点睛的作用，很多肩颈问题，只要能够做到真正的下沉肩胛，加以坚持，都会有所改善。简单来说，耸肩就意味着，双侧肩膀挂在头颈上，而沉肩则意味着双侧肩膀放在胸廓上。一个挂在脖子上，一个骑在胸廓上，情何以堪。于颈椎，自然是挂着压力更大；于肩关节，当然是放在胸廓上更稳。

第1步 如右图双手相叠，手掌朝外，将额头靠在手心，身体整体倾斜，不要弯腰弓背。

第1步 双侧肩胛骨下沉，再放松，再下沉。

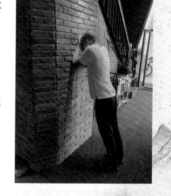

第1步 试试吸气的同时肩胛骨下沉。

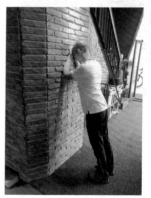

注意 ⚠

如果还是不会肩胛骨下沉，先做一个肩胛骨上提的动作，也就是耸肩，再慢慢放下，放下的过程就是肩胛骨下沉，幅度小一点没关系，慢慢练习，就会越来越大。

肩胛骨下沉过程中，不能挺腰，后背肌肉尽量放松，不要收缩，最好有个小伙伴把手放在后背竖脊肌上，可以监控它有没有收缩代偿。

相对于上一个动作，这个动作相对难度会增加一些，但是训练效果会更好，也挑战了你对身体整体的控制，以及肩胛骨的稳定性，不可或缺。

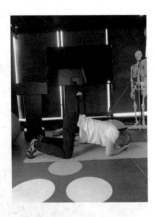

第 1 步 如左图支撑，要求肩胛骨中间的胸椎要撑起来，下巴微收，额头至于叠加的手掌，双肘略微收一些，不要展得太开。

第 2 步 自由活动一下肩胛骨，然后做下沉、放松练习。

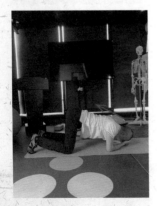

第 3 步 将膝盖向后稍微移动一些，增大膝盖与肘关节之间的距离，以增加一点难度，再尝试去沉肩、放松。

注意 ⚠

沉肩的过程中，后背竖脊肌不能收缩，动作的过程只有肩胛骨动，其他部位保持稳定不动。

难度逐渐加大，现在到了最为常见的坐姿，非常重要，因为坐姿也是站姿的基础，坐姿是直立的躯干置于两个坐骨结节上，而站姿则是直立的躯干置于两条腿上。

第 1 步　如右图背靠墙坐稳于凳子上，双手放松置于大腿上。

第 2 步　双侧肩胛骨下沉，手臂放松，不要利用手臂向下的动作带动肩胛骨下沉。

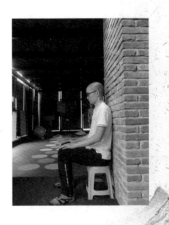

第 3 步　肩胛骨下沉的同时，在腰部不挺起的情况下，将肩峰向墙面靠拢，也就是做肩胛骨向后倾的动作。

注意 ⚠

　　如果控制不了腰，可以在腰与墙之间放一块叠成长方体的毛巾，用腰压住，然后再去沉肩，过程中毛巾要始终被压住。

　　动作过程中下巴要略微收住，不能过度前伸。

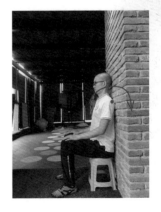

这是最为容易掌握的组合训练，训练整个肩带的协调控制能力，使它们不再孤军奋战。

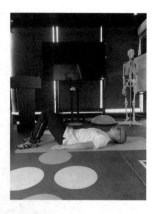

第1步 如左图，仰卧屈膝，双臂屈肘90°。

第2步 通过肩胛骨的下沉带动双肘向下，压向垫子，与此同时收下巴用后脑勺顶地。

第3步 双肘及后脑勺，三个点，齐用力将后上背支撑起来，体会双侧肩胛骨之间的发力及微微酸胀的感觉。

注意 ⚠

肩胛骨下沉的过程中，肩峰要向地面靠拢，而不是远离地面。不要过度用力，只要将后上背微微顶起，或者只要有这个趋势即可，并不需要明显的动作。

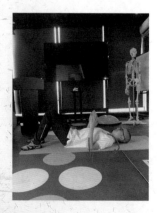

这是人体唯一一个假性关节，因为它们没有骨骼接触，更没有关节囊与关节腔，中间还隔着几层肌肉与筋膜，却承载着两个沉重的肩膀，非常重要。因此，通过特定的方式放松打开中间粘连紧张的软组织尤为重要。

第1步 如右图，用双手撑住墙，双肘弯曲以让胸廓尽量贴近墙面，双侧小臂与墙面垂直。

第2步 双手固定不动，身体贴着墙面左右交替旋转，感受肩胛里面的牵伸感。

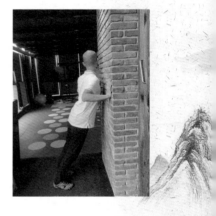

第3步 双肩用力尽量下沉，再继续旋转身体，以让牵伸感更加强烈。

注意 ⚠️

　　转动时身体保持成一个整体动，而不是脊柱扭动。转动的过程中肩胛骨不要向上耸起。身体始终贴着墙面旋转，不要离开。

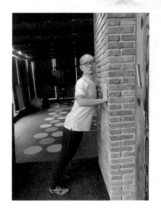

普遍不幸的胸椎

为什么用了"普遍"这个词？

因为现代人的生存法则多是需要低头、弯腰、弓背，还要有强大的专注力，经常保持着某个固定姿势不能动，尤其在学生上课的时候。

而原始人的生存法则在某种程度上恰恰相反，他们需要高瞻远瞩，才能在第一时间发现并排除周围环境的危险，同时也有利于发现远方树上的果实与猎物，他们还需要每天跑来跑去，这样才能采集到足够多的食物，收集到更多的资源。

大街上、地铁公交上，几乎全是"低头党"，都是低头驼背族。当然也有一部分是胸椎过直的，喜欢挺直胸椎（女性居多），同样会诱发很多问题，也需要调整。

就如前面说的，如果你无法做到不低头，工作、学习中避免不了弯腰、驼背、头前伸，那就把接下来的训练当作是一种平衡手段，每天做一做，维持平衡，不要忘记走路训练时的胸椎状态，不要驼背，让倾斜的天平重新平衡。

前面的肩胛骨复位拉伸同样也会帮助胸椎伸展，所以，不要跳过。

如果没有别人的帮助，这将是最有力的胸椎伸展运动。现代生活方式下，几乎每个人都需要定期做一做，以伸展开长期弯曲的胸。"虎举""熊运""鹤伸"都对胸椎伸展活动度有较高的要求，真的非常重要。

第1步　如右图，双手反向交叉相叠，下巴置于手腕背面，卡住。

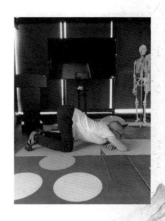

第2步　利用臀部向后移的力量，带动胸骨去找垫子，并想象胸椎的位置好像有一把刀正刺过来，为了躲避它，胸椎不得不向垫子跑。

第3步　借助吐气，进一步向下压，感受胸椎的挤压感。

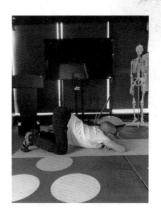

注意 ⚠️

　　动作过程中不要塌腰，动作主要发生在胸椎。膝盖不要过度向后，差不多置于髋关节下方即可。整个过程中注意下巴始终架在手腕背面不离开。

相对于前一个动作，这个动作的强度会略微低一些，但是有两个优势：一是可以更好地打开肋骨之间的软组织；二是可以更加方便地进行，利于坚持。

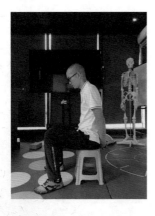

 双手交叉于后背坐于凳子上，掌心朝上。

 双肩同时下沉，收下巴，上胸椎伸展，头后仰，将上部肋骨向外撑开，感受肋骨间的拉伸感，以及胸椎的挤压感。

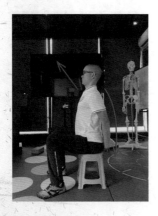

 吸气，用力把气吸到上胸部，感受肋骨的扩张，撑开长期含着的上胸，至少保持 30 秒。

注意 ⚠️

双肩下沉时，胳膊应该是放松的，因为动作来自肩胛骨，不是手臂，如果手臂伸直绷紧，说明你在用手臂的下沉带动肩胛骨下沉。吸气时不要往肚子吸，要集中注意力往上胸部吸。头不要过度后仰，适度即可，重点是胸椎的伸展。

胸椎的伸展受限，往往旋转活动度也不会理想，作为上一个动作的补充，这个动作可以更好地使胸椎灵活，打开肋骨间隙。同样地，只要有个凳子就行，非常利于坚持。

第1步 如右图，双腿分开坐稳于凳子上，双手扶膝，身体直立。

第2步 将一侧手向后外侧斜上方约135°伸展，充分延长，眼随手动。

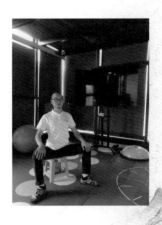

第3步 双侧肩胛骨同时后缩，带动支撑手顶住膝盖对抗，带动延长的手臂进一步延长，充分吸气进入胸腔，充分打开。至少保持住30秒。

注意 ⚠

动作过程中腰椎不要过度向前顶，尤其是双侧肩胛骨向中间夹的时候，腰椎非常容易代偿。吸气时，肩胛骨要夹住，这样才能把作用力集中到肋间隙。当然，沉肩非常重要。

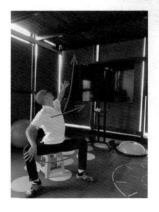

头颈的烦恼

如果你手抱一箱牛奶，你一定会让箱子尽量贴近自己的身体，而不是双手把箱子推到远离身体的前方，因为那样会变得非常费力，这是再显然不过的常识。

同样的问题，来到我们的颈椎，绝大多数人都把头伸向了远方，颈椎所承受的压力可想而知，成倍成倍地增加，不仅如此，还要长时间保持在这样的高压，每天如此，如此持续，颈椎能好吗？这也是为什么临床上很多人月底颈椎病就会犯，非常有规律，因为月底了，公司要加班加点完成工作，财务要对账……

关于这些问题，手机互联网已经做了非常大量且到位的普及。就拿最近比较热的颈后大包（富贵包）来说，也是因为头伸到前面，颈胸联合处处于过度屈曲状态，有的直接导致椎体棘突翘起来，形成假性颈后大包，这种情况只要改变一下体态，当下便会有明显改善，而有的在长时间高张力下，结缔组织慢慢增生形成的真性"富贵包"，则需要较长时间才能改善。

更多的问题，这里就不一一详细介绍了，直奔主题，清除阻碍伸出去的脖子"回家"的阻力，加强拉回脖子的动力。

不过有一点需要特别注意，胸椎的过度屈曲，也就是驼背，会阻碍头颈的收回，所以不要跳过胸椎的训练，世上无捷径。

如果你有头前伸的问题，那么这块肌肉可以说是头号紧张的肌肉，如果你成天抱着手机，那它同样紧张无比。松一松，你的脖子会轻松无比。

第1步 如右图，坐稳于凳子，拉伸侧手臂沉肩并背到后面，将头转向对侧，用手顶住太阳穴位置。

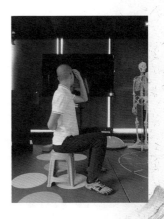

第2步 给太阳穴位置施加一个轻柔的向后的力，将头向后推，感受肌肉的拉伸感。

第3步 推至末端后，张开嘴巴，再继续向后推，至末端再慢慢合上嘴巴，感受牵伸感的加强，至少保持30秒。

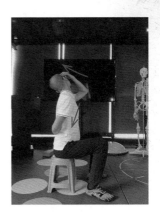

注意 ⚠️

头在向后的过程中，要始终保持转向对侧。背在后背的手一定要保持沉肩。如果颈椎有不适则返回继续训练胸椎的伸展。

如果这里紧张，那么猿戏的动视眈眼将很难实现。而大多数人这里都是非常紧张的，原因还是电子产品的普及应用。枕下肌群的紧张还会造成头晕等很多问题。松开它，你会上瘾的。

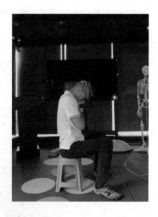

第 1 步 坐稳于凳子上，一手用大拇指和食指卡住下巴，把下巴向脖子推挤，另一手把住后脑勺。

第 2 步 配合推挤下巴的手，用力收下巴，同时把住后脑勺的手就像拔萝卜一样将头向前上方用力拔，感觉头被延长，感受枕后区域的拉伸感。

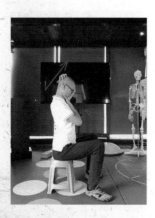

第 3 步 将头轻轻转向卡住下巴手的一侧，感受单侧牵伸感的加强，至少保持 30 秒，再换另一侧。

注意 ⚠️

脖子一定要尽力向上延长，转头时延长的方向也要适度向对侧调整。如果感觉不明显，可以稍微加一些胸椎的侧屈。

这个动作可以非常高效地激活深层颈屈肌，这块肌肉的重要性在颈椎的康复中是受到公认的。在五禽戏调气的过程中也同样都要求下颚微收。

第 1 步 坐稳于凳子上，双足踩实于地面，后背打直，收住下巴。

第 2 步 下沉肩胛骨的同时，收下巴，头微微向后顶，感受脊柱的延长。

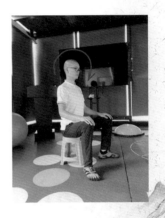

第 3 步 双手握拳，用拳面顶住下巴，向上去推，下巴则收住以与之对抗。每次维持 10 秒。

注意 ⚠

对抗的过程中，肩膀要尽力下沉，不能耸起。保持均匀呼吸，不要憋气。

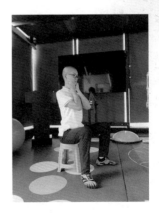

再次回到坐姿的调整，骨盆区域这里不再重复，重点将骨盆以上区域调整到位。但是要明白一点：身体是一个整体，这些区域都是联动的，虽然分开训练，但要一气呵成，就像五禽戏的动作一样，行云流水，张弛有度。

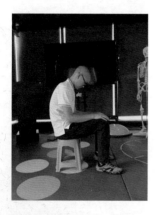

第 1 步 先弯腰弓背坐稳于凳子上。

第 2 步 骨盆前倾，胸椎伸展，肩胛下沉后仰，头颈收回，所有动作同步进行。

第 3 步 再次返回至弯腰弓背，重复动作。

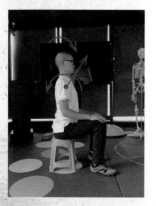

注意 ⚠️

　　不要忘了腹部放松，吸气进肚子。

　　到此，"先稳骨盆，逐节叠加"部分已经完成。接下来则来到"似不倒翁"，这是从坐姿过渡到站姿的必经之路，不可或缺，要求我们能够做到身体整体向前后左右各个方向倾倒。倾倒的过程中，骨盆与脊柱始终维持相对中立不动，动作只发生在髋关节，这样能够很好地训练我们躯干核心部位的本体感受，以及核心控制稳定的力量。同时能够唤醒、激活髋关节的几乎所有肌群，尤其是最为重要的臀肌，而臀肌之于下肢以及腰部康复的重要性，可以说是整个学界公认的。

　　需要再次强调的是，采用这种起立的运动模式，下肢关节，尤其膝盖与髋关节，还有腰椎，所承受的压力是最小的。但并不是说你就一定要按照这个方法去从凳子上起立。任何从凳子上起立的动作都没有错，关键看你的需求与情况，具体可以再回到前面的"四大线索"的第四条，温故而知新。

调整好坐姿，自然就来到了站姿，两个动作之间必然要转换，要过渡，这个训练尤为重要，能够很好地训练我们的本体感受能力，还能训练前庭的敏感度。

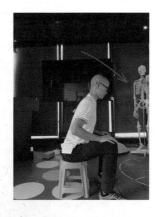

第1步　坐于凳子上，按照前面坐姿调整的方法坐正。

第2步　想象骨盆与整个脊柱都被"冻"住了，然后整体向前、后、左、右各个方向倾倒。

第3步　借助镜子或者用一根棍子辅助找到身体的控制感。

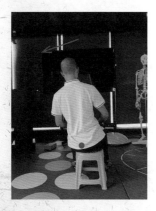

注意 ⚠

　　这个过程中，身体不产生任何动作，左右倾倒时，重心则转移至相应单侧坐骨结节。

需要说明一点，并不是说就一定要按这个方式去起立，或者不按这个方式起立就会怎么样。只是这个方式起立可以让诸如腰椎、膝盖等关节承受的压力最小，具体可以回到前面的"四条线索"章节继续学习。

第 1 步 坐稳坐正于凳子上。

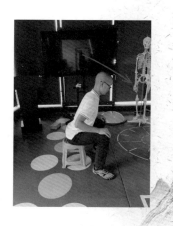

第 2 步 身体整体向前倾倒，过程中感受重心慢慢转移至双足。

第 3 步 持续向前倾倒至身体重量全部转移至双足，借助惯性将臀部抬离凳子，用臀肌的力量起立，多试几次。你会发现，这样起立更省力，尤其是下肢力量衰退的老年人。

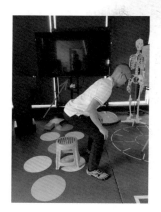

注意 ⚠

向前倾倒的过程中，要确保身体是一个整体，动作只发生在髋关节。不要耸肩，头不要向前伸。

正确的站姿

　　时机已成熟，可以准备站立了，也就是到了"则装四肢"的环节，好的站姿模式下，躯干的要求与坐姿一样，只是重心由两个坐骨结节转移到了双侧髋关节，有没有感受到人体设计的美妙？此时髋关节周围肌肉与筋膜就不能闲着了，它们需要通力合作以维持骨盆的平衡与稳定，尤其是全身最大的一块肌肉——臀大肌，千万不能闲着，它需要微微收缩以抓住骨盆。然而很多人，臀大肌已经无法很好地被激活了，所以便有了"沉睡的臀肌"一词，而臀肌的激活需要下肢，尤其是足的协同。传统训练"站桩"就要求我们要十趾抓地，掌心中空，实际上就是要求足弓要升起来。所以，前面足的部分，千万不要错过。

　　如果从侧面看，各个区域可以用一根垂线贯穿，而不是头伸到前面，骨盆向前平移或者前倾的波浪形，也许你会感觉这样站好累，刚开始这很正常，相信我，你并不孤独！一旦你熟练掌握了这套排列方法，排除了阻碍站正的不利因素，你会体会到这种轻松，你会爱上站立。

终于来到站姿，这是每个人都离不开的姿势，五禽戏每一个动作的开始都是站姿。好的站姿好处太多，数都数不过来。前面说过，站姿就是直立的上身置于两条腿上。所以，上身的部分你已经完全掌握，这里重点关注下肢的排列。

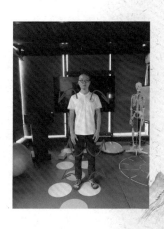

第 1 步 双足开立，比肩略宽，上身同前。

第 2 步 膝盖微屈，通过臀肌的微微收缩，带动膝盖向外微微旋转、伸直，同时带动足弓升起（回忆、复习前面足弓训练的部分）。

第 3 步 收紧腹部，再放松腹部，不要过度收缩，再回到松垮姿势，再调整回来，重复几次。

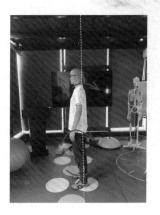

注意 ⚠️

找到身体联动、一气呵成的感觉。如果腹部放松后会向外鼓起，则考虑是不是内脏脂肪超标，或是体态没有改变，造成内脏下垂的结果。

"烦人"的楼梯

　　"烦人"这个词并不是我想出来的，而是临床中客户经常说的词，他们膝盖不好，不管是上楼还是下楼，他们膝盖都会痛。生活中遇到的楼梯，或者上下坡，确实给他们带来了不少烦恼，想完全避免是很难的。

　　是不是想到了运动模式？没错！只要改变一下运动模式，就可大大减轻膝盖的压力，不少患者仅仅只是改变了一下上楼的动作，调整了发力，不适的感觉立马就得到了缓解，但这并不代表所有人都有立竿见影的效果，情况是复杂多变的，但无疑这样做，可以将膝关节从巨大的压力中解放出来，从而停止巨大的压力继续对其产生伤害，让身体能够自愈。

重要性不言而喻，看看爬楼的姿势，有没有让你联想到"虎扑"动作。掌握了这个技巧，"虎扑"不再难。

第1步 站姿中立位，先将一只足置于楼梯台阶。

第2步 以髋关节为轴，身体整体向前倾倒（如难掌控，则返回练习视频2-47）。

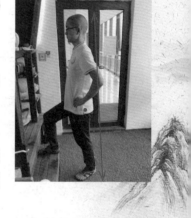

第3步 当身体大部分重量都转移至前侧足时，借助惯性，将身体拉起，再重复动作继续上下一个台阶。

注意 ⚠️

动作过程中，身体要保持成一个整体，以髋关节为轴，膝盖尽量不要向前推移，小腿尽量保持与台阶面垂直。

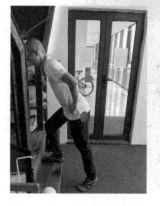

腰椎之锁

之所以把腰椎问题比喻成锁，是因为腰椎的问题相对比较难解，需要一把对口的钥匙。

面对一把锁，我们常规思维都是必然有一把特定的钥匙与之对应，临床上，经常会有患者问我：腰痛练什么动作？椎间盘突出练什么动作？……我也常想，要是真有那么简单就好了，如果你还有这样的疑惑，建议回到本章开头耐心回顾，重新温习。

当然，其他学派或者书籍（平台）会有很多所谓的针对性动作，这是片面的。足的问题会导致脊柱的问题，反过来也一样能够推得通，也有不少膝盖问题，仅仅就处理了颈椎，也会有所缓解。所以，我们需要全方位地去训练、去纠正，需要拥有全局思维，拥有整体观。前面的内容多多少少我已经提及不少会导致腰出问题的原因，但事实上要举出所有的原因几乎不可能，技术在发展，新的发现也在慢慢出炉，就好像心理学家讲的，这个世界唯一不变的就是"一直在变"。运动康复唯一不变的就是，从整体出发，优化系统中的各个区域，并遵循人体的使用法则，这把锁需要好几把钥匙一道才能打开，这很违背常识，但事实就是如此。

不用困惑，也不要迟疑，后面的锻炼将对你的腰有巨大帮助，前面的锻炼也同样不可或缺，没有办法，就是没有捷径，当然，付出之后的回报也同样是打包的，你会惊喜地发现，不但是腰好了，膝盖也不痛了，脖子也不僵了，肩膀也舒服了，富贵包也没了，气质也回来了……你的状态前所未有地好。

脊柱侧弯

脊柱侧弯一般被分为两类：结构性脊柱侧弯与功能性脊柱侧弯。

区分两者的关键在于相关椎体有没有发生变形，如果椎体发生变形，则为结构性脊柱侧弯，如果椎体没有发生变形，则为功能性脊柱侧弯。一个正常的人，可以做个侧弯的动作，此时拍摄 X 光片，则会显示为脊柱侧弯，这个形式的侧弯即为功能性脊柱侧弯。

结构性脊柱侧弯常常有遗传因素，不过也可以由功能性侧弯转变而来，尤其现在的青少年，由于长期久坐，又缺乏锻炼，作业繁重，普遍有功能性脊柱侧弯。对于处于生长发育期的他们来说，无疑是个灾难，由于骨骼尚未定型，且生长快速，往往就会顺着歪的方向生长，继而导致骨骼发育畸形，也就变成了结构性脊柱侧弯。需要引起学校与家长注意的是，这个过程是不可逆的，骨骼本身畸形，长歪了是没有办法矫正的。

至于是否需要手术矫正，医学上依据侧弯的角度，自有一套标准，当然具有非常重要的指导意义，但你要明白手术的风险与后遗症，最为关键的是从长远来看，手术并未能够显著提高生活质量，经常不尽如人意。

因此，我们摸索出了一套行之有效的保守策略，无论患者是何种侧弯类型，只要侧弯角度不是太大，即便有手术指征，只要患者能够配合，往往都能够有所收获。

首先，我们会把当下患者的 X 光片存档，然后设定一个短暂的周期，比如一个月，再设定一个目标，比如改善 5°，然后通过正骨，配合针对性康复训练，再拍摄 X 光片，与之前相比，看看改善情况如何，如果理想，我们会鼓励患者继续坚持保守治疗，如果情况不理想、改善不明显，我们则会建议患者再考虑选择其他方案或者手术。绝大多数情况下，都是可以不需要手术的，因为年轻人的可塑性很强，不过很多时候，也恰恰因为是年轻人，甚至是孩子，很难做到全力配合，他们的认知度还不够，这给我们和家长带来了很大的挑战。

如果你是轻微的侧弯，通过本书训练可以有非常不错的效果，掌握这套训练也能够非常好地预防脊柱侧弯，如果你的侧弯度数比较高，比如15°以上，最好还是有专业人员的指导更为合理高效。

如果你已经决定要手术或者佩戴支具，也一样需要这套训练，因为你还是要改掉那些错误的习惯，学会正确使用、控制自己的身体，否则即使还你一副全新好脊柱，由于不会正确使用，它照样会弯给你看，还是那句话，没有捷径，躬身入局，即刻行动。

大家都有这样一个常识，花盆放正，上面的树苗才能长直，脊柱也一样，因此，骨盆、下肢，都要好好耐心按照前面顺序去锻炼纠正，切不可跳过，等脊柱以下的"花盆"逐步得到改善后，再集中精力去改善脊柱本身。改善的方法分为三步：首先改掉错误的生活习惯，剔除"久"；然后通过特定的拉伸动作去改善脊柱周围高张力、挛缩、粘连的软组织；最后加强脊柱周围肌肉，尤其是深层红肌纤维的力量，还有非常重要的动作模式改善。方法即为接下来脊柱模块的柔韧与稳定训练。

最后呼吁一下，青少年脊柱侧弯的预防远大于治疗，只要每天能够保证一定量的对称性、能够调动全身的中等强度运动，比如每天快走或慢跑半小时（参考前面快走与慢跑部分的要求），即可在很大程度上消除筋膜的粘连、挛缩与弹性的下降，能够获得非常不错的预防效果。学业固然重要，但身体同样是"革命"的本钱，二者平衡更重要。

这是一个对脊柱压力极小的灵活动作，通过头与骨盆的相对反向扭转，像拧毛巾一样扭转脊柱，可以非常有效地打开脊柱。几乎没有禁忌，老少皆宜。起床前、睡觉前都可以在床上做一做。

第1步 如右图仰卧于垫上，双臂打开，双膝弯曲。

第2步 头转向一侧的同时将膝盖转向另一侧，带动骨盆、脊柱扭转，头转动方向的手心朝上，另一手心朝向地面翻转。

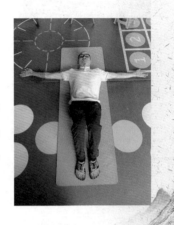

第3步 尽力扭转到位，然后再转向另一侧，如此往复循环。

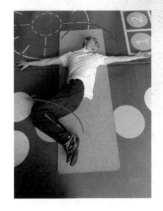

注意 ⚠

转动的过程中手臂也要跟着翻转，头与骨盆的转动要尽量同步、协调。下肢转动的过程中膝盖保持弯曲。

这一动作作为"脊柱扭转 −1"的加强版,进一步打开脊柱的灵活度。

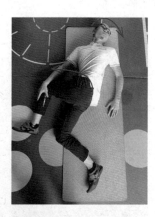

第 1 步 摆出如左图所示扭转动作,用手压住一侧膝盖,头转向对侧。

第 2 步 压住膝盖的手用力下压,带动骨盆旋转,头保持转向对侧,感受脊柱的拉伸感。

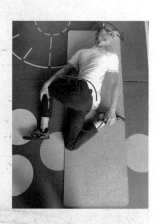

第 3 步 用另一只手固定并稳住另一个脚踝,以增强拉伸感,配合呼吸,每次至少保持 30 秒。

注意 ⚠

  过程中头要尽力向后伸展,双手尽力向对侧方向拉以增强骨盆的扭转。吸气时保持住姿势。

在前面两个脊柱旋转动作的基础上再增加一个坐姿，坐姿能够更加方便地进行，有利于坚持。如果没有垫子，坐在凳子上也可以继续。

第 1 步 如右图所示盘腿坐，注意腿的形态。

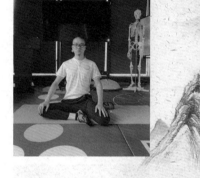

第 2 步 身体向内旋侧腿旋转，同时双手把住小腿用力将身体进一步扭转。

第 3 步 颈椎也跟着转向末端，吸气保持，呼气进一步旋转身体。感受拉伸感，每次至少保持 30 秒。

注意 ⚠

拉伸的过程中脊柱要保持直立，吸气时要保持住扭转的姿势。

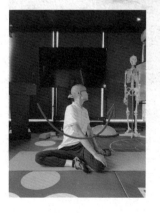

只要一张凳子就可以进行，如果你再不坚持，真的就说不过去了。

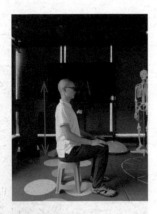

第1步 如左图坐正于凳上。

第2步 身体保持直立转向一侧，另一侧手扶住膝盖，用力推膝盖，利用反作用力推动身体旋转。

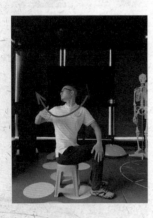

第3步 同侧手肘向后延长，向后顶，引导身体进一步旋转，增强牵伸感。每次至少保持30秒。

注意 ⚠

　　动作过程中，膝盖要保持稳定不动。身体要始终尽量保持直立。

身体的侧面是我们容易忽视的区域，但老祖先没有遗漏，看看五禽戏"鹿抵"这个动作，专门打开侧面。作为更简单的动作，加强练习之后，再去练习"鹿抵"，你会抵得更有力，更有感觉。

第1步 如右图站立，拉伸侧腿在后，同侧手上举，对侧手置于骨盆。

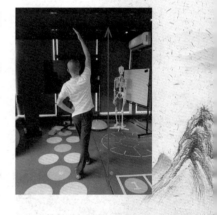

第2步 身体弯向对侧，手尽力向上延展，另一侧手将骨盆缓缓推向对侧，足内翻，感受身体侧面的拉伸感。

第3步 吸气保持，吐气，手尽力向上延展，尽力将骨盆推向对侧。

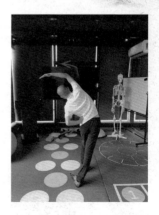

注意 ⚠

动作的过程中身体不要出现前后方向上的弯曲。

由于骨盆的不稳，我们经常跷着"二郎腿"以让我们的骨盆更加稳定。这种代偿方式会带来很大的副作用。就软组织方面而言，会导致单侧下腰部肌肉过度紧张，甚至产生粘连。用这个简单、方便、易行的拉伸方法，可以很好地打开紧张的下腰。同样，可以助你的"鹿抵"更加顺畅。

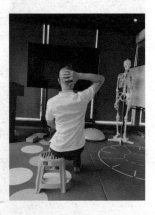

 第 1 步　如左图，一侧臀部坐于凳子边缘，坐骨结节置于凳子上，另一侧臀部悬空，同侧手扶头。

 第 2 步　将悬空的臀部向下掉，同时身体弯曲，肘向上延长，感受身体侧面的拉伸感。

 第 3 步　吸气保持，呼气，延长，每次至少保持 30 秒。

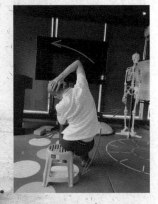

注意⚠

　　动作过程中骨盆要处于中立位置，不要过度前后倾。

沿着下腰继续向上，就来到了中背部。只要骨盆或下腰处发生偏歪，那么上面的中背部通常都会向相反方向歪斜代偿，以纠正我们偏歪的身体，严重的就会发展成脊柱侧弯。

第1步 如右图坐姿，将拉伸侧足踝置于对侧膝盖，对侧手压住膝盖，同侧手上举，对侧足略微挪向外侧帮助保持稳定。

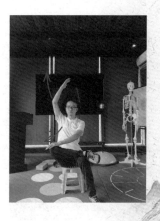

第2步 身体弯向前对侧，手臂延长，同时身体旋转带动对侧手将膝盖向下压，感受腰部的拉伸感。

第3步 吸气保持，吐气，继续加大幅度，加强拉伸感。每次至少保持30秒。

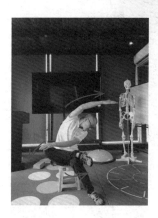

注意 ⚠️

动作过程中要通过支持足的微调找到平衡点，不平衡的身体无法放松，不放松的组织无法被拉伸充分。

在打开胸椎的活动度之前，我们需要先松开肋间隙。这里的软组织紧张会限制肋骨的运动，受限的肋骨又会限制胸椎运动。要想高效地恢复胸椎活动度，这里必须重点松一松。这里的紧张，会直接限制"虎举""熊运""鹤伸"等动作，它们都要求肋间隙能够很好地打开。

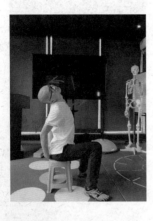

 如左图坐正于凳子上，双手交叉于后背，掌心朝上。

 收下巴，头后仰，双肩下沉带动胸椎向后伸展，将胸向前上方顶，感受胸腔的打开。

 将胸椎向一侧弯曲，加强对侧胸腔的打开，吸气进入胸腔，感觉胸腔被撑开。每次至少12次呼吸。

注意 ⚠

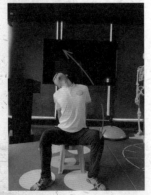

后仰的头要收住下巴，否则颈椎压力会过大。利用肩胛骨的下沉带动胸椎伸展，而不是拼命收缩腰部肌肉挺腰代偿。

这是能够令我体会什么叫控制的动作之一，只要一张凳子，简单的动作配合呼吸。如果只是单纯的做动作，依然不会有感觉，必须能够精准地控制。就像五禽戏一样，不单单是模仿动作，更重要的是控制，理想的效果来源于精准地控制。

第1步 如右图坐正于凳子上，拉伸侧手上举，另一侧手的前臂紧贴胸腔侧面偏上的位置。

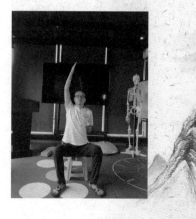

第2步 胸腔侧屈带动向上的手向上延长，同时压住胸腔的手臂用力挤压胸腔，就好像让你的胸腔以两个肩胛骨连线的中心为圆心转动。

第3步 转动到末端后，吸气进入胸腔，将胸腔撑开，感受牵伸感。每次至少保持30秒。

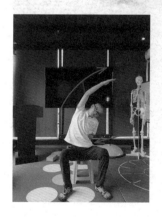

注意 ⚠️

动作过程中身体不要倒向一侧，就感觉整个胸腔像一个方向盘一样，原地转动。不要弯腰、弓背、头前伸。

相对于"坐姿胸段打开-1"，这个动作加入了旋转，能够更加充分地打开胸椎与侧肋。如果你善于发现，应该能够体会到"鹿抵"这个动作在打开侧肋时，胸椎也是伴随有旋转的。

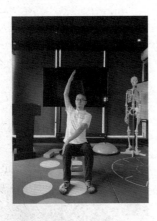

第1步 如左图坐正于凳子上，拉伸侧手充分上举，另一侧手扶对侧膝盖外侧。

第2步 身体向对侧侧屈，带动手向上延长，另一侧手用力推住膝盖，利用反作用力带动身体向同侧旋转，感受牵伸感。

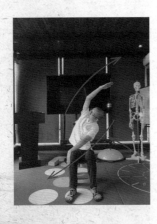

第3步 吸气保持，吐气的过程继续加大幅度，头随延长的手转动，感受牵伸感的加强。每次至少保持30秒。

注意 ⚠

动作过程中保持身体的平衡。转头时要略微收住下巴，不要过度后仰。

这个动作非常巧妙地借助了身体的重力，集中施加到侧胸部，能够更加高效省力地打开胸椎与侧肋肋间隙。最为重要的是，只要有一面墙就可以操作。动作的过程同样需要精准的控制，反复耐心练习直至找到感觉，这也是锻炼自己精准操控身体能力的好方法。随着能力的提升，练习五禽戏时便能够更加得心应手。

第 1 步 如右图所示，拉伸侧手扶住后脑勺，肘关节尽量向上顶住墙，另一侧手轻轻推住墙，稳定身体。

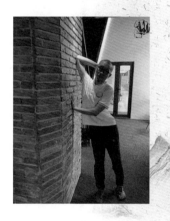

第 2 步 将身体的重量压向墙面，尽量让腋窝向墙面靠，同时头向对侧侧屈，感受牵伸感。

第 3 步 充分吸气，将气吸入拉伸侧胸腔，充分撑开胸腔，吐气，让腋窝更加贴近墙面，感受牵伸感的加强。每次至少保持 30 秒。

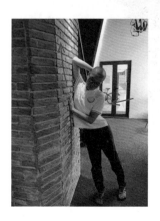

注意 ⚠

动作过程中不要过度挺腰，不要驼背。吸气时要尽量吸足。

这个动作更多地是打开胸椎侧面偏下的位置，需要身体去主动控制引导发力，配合呼吸。动作看似简单，但要找到感觉，有一定难度，不过效果很好。同样，可以很好地锻炼你对身体精准操控的能力。

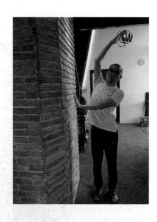

第 1 步　如左图所示，拉伸侧手臂上举，另一侧手扶墙。

第 2 步　身体向拉伸侧旋转带动手臂推墙，另一侧手在身体侧屈的带动下，尽力向上延展，感受胸腔侧面拉伸感。

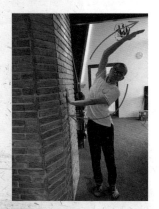

第 3 步　吸气保持，呼气，进一步加大幅度，加强牵伸感。每次至少保持30 秒。

注意 ⚠

　　动作的过程中要注意身体重心的掌控，不能向外倒，也不能依靠墙上的手支撑，就想象墙随时会倒，而你不能倒。

如今大多数人都是胸曲过大，好像不太需要这个练习。但我还是强烈建议你去坚持练习，因为它可以帮你松开后背僵硬的肌肉，同时还可以利用重力助你把下垂的内脏向上提，再配合呼吸，效果非常不错。如果你有高血压问题，那做这个动作还是要慎重。

第 1 步　如右图，先将四肢支撑于垫上，一侧肩膀着地，手臂顺势伸直置于地面，头颈屈曲。

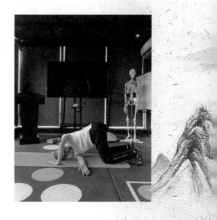

第 2 步　对侧腿伸直，足尖点地推动身体轻微翻滚，再勾脚，带动身体返回，来回往复，感受后背的牵伸感。

第 3 步　在动作的末端，用力吐气，尽量吐出所有的气，感受内脏向上走的感觉，甚至内脏筋膜会有微微的酸痛感。牵伸每边至少保持30 秒。

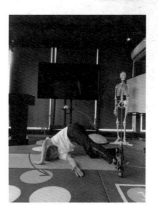

注意 ⚠️

动作过程中尽量通过支撑手与膝盖保持平衡，支撑侧的足要勾脚，让大踇趾根部踩实地面。

这是禅柔运动里面最为经典的动作之一，只要一个凳子即可进行，非常方便，也非常考验身体的协调能力。坚持练习，你的协调能力定会大大提升，到时再练习熊戏，就不会感觉那么别扭、不顺畅了。

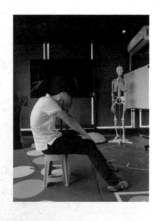

第 1 步 坐正于凳子上，双腿向前伸并内旋，躯干弯曲同时低头，双手轻轻搭在膝盖内侧。

第 2 步 脊柱充分伸展，挺胸，头后仰，双腿充分外旋外展打开。

第 3 步 来回往复，每次动作尽量做到末端再返回。

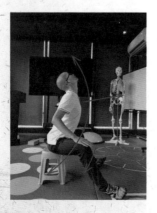

注意 ⚠

　　动作要一气呵成，流畅。挺胸时要用肩胛骨带，千万不要过度挺腰。

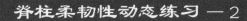
这个动作可以在脊柱伸展位更进一步促进脊椎关节的活动度。动态动作同样要求有很好的肢体协调，用进废退，越练越协调。

第1步 如右图坐正于凳子上，双手自然下垂。

第2步 脊柱先充分伸展，再向一侧侧屈，同侧手水平向外延长，对侧手贴着身体向上滑动，感受脊柱的挤压与打开。

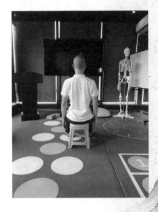

第3步 双侧交替，来回往复，控制好节奏，张弛有度。

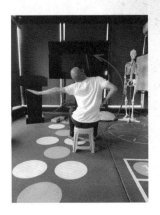

注意

动作过程中脊柱要始终保持伸展。水平向外延长的手臂肩胛骨要尽量下沉。

旋转加伸展的全方位打开脊柱的运动，也是"熊运"的基本功，可以很好地将脊柱柔韧开。

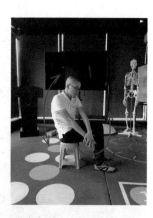

如左图所示，弓背坐于凳子上，双腿微微并拢，双手重叠置于一侧膝盖外侧，手臂保持伸直。

脊柱转动带动双手绕向对侧膝盖外侧，同时充分伸展脊柱，头后仰。

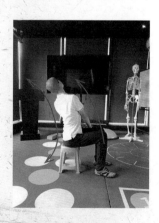

两边交替往复，每次到达末端时稍做停留。

注意 ⚠

　　动作过程中手臂保持伸直。末端脊柱伸展时要充分沉肩。

毫不夸张地说，这是在我们临床中教得频次最高的动作之一，几乎每个脊柱有问题的患者都会教。这个动作的好处太多，可以非常好地对抗我们因久坐造成的骨聚紧。一句话，坚持练习，你一定会收获多多。

 第 1 步 如右图找一高度合适的单杠，双手握住单杠，不要太紧，但要能够保证安全，身体自然下垂。

第 2 步 一腿在前踩实地面，一腿在后伸直，足尖着地，身体充分放松，感觉挂在杠上可以随风飘摇，感受腰部的牵伸感。

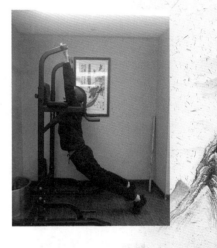

第 3 步 缓缓将前侧的腿撤到后面，双足足尖着地稳定身体，充分放松，感受牵伸感的加强。每次至少保持 30 秒。

注意 ⚠️!

如果出现腰椎不舒服则只做单腿在前的即可，或者返回到前面打开肩关节与髋关节。动作过程中要尽量避免身体过度紧张绷着。如果握力不够，可减少悬吊时间，循序渐进，慢慢来。

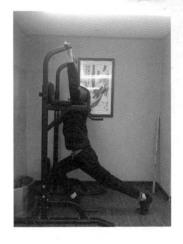

很多人由于相关关节活动度受限，在选择"鹤飞"动作加强脊柱背肌力量时，很可能会对腰椎产生过大的应力。而这个动作对胸椎、髋关节及肩关节的活动度要求比较低，故相对比较稳妥。而且这个训练动作还可以加强螺旋线的稳定性，效果非常不错。"虎扑"向前扑时对脊柱的稳定性要求非常高，可以通过这个练习逐步加强稳定性。

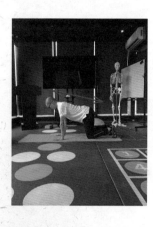

 第 1 步 如左图所示，四足支撑，身体保持中立，参照前面坐姿调整，通过骨盆带动脊柱拉直，收下巴。

 第 2 步 在脊柱维持不动的情况下，缓缓抬起一侧肩膀，同时抬起对侧腿。

 第 3 步 保持不动，静力练习，保持10秒，两边交替，每边 3～5 组。

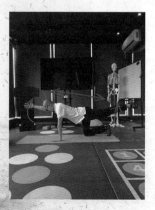

注意 ⚠

在抬起手臂及腿时，不能塌腰。身体尽量不要出现晃动。如果控制有难度，无法平衡身体，则改为只抬手臂或者只抬腿，循序渐进，练习一段时间后再同时抬手臂与腿。

脊柱侧面的稳定性是非常重要的，在步态当中，双足不停交替单独支撑身体，靠的就是身体侧线的稳定性。所以，侧线不但要拉伸，还要通过训练加强力量，以稳定我们的身体。

第1步 如右图侧支撑位，支撑侧肩膀下沉，另一手置于骨盆处，躯干保持中立，双膝屈曲90°，勾脚。

第2步 利用髋关节的动作支撑起身体，躯干与大腿成一条直线。

第3步 保持不动，静力练习，保持10秒，两边交替，每边3~5组。

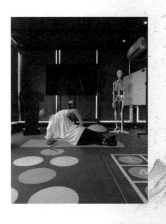

注意 ⚠

每组完成后身体下落的过程中身体也要保持中立，脊柱不要坍塌。

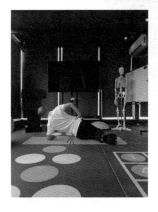

最后来到身体前侧的稳定性，这也是普拉提训练的经典动作之一，可以非常有效地建立核心的稳定性。拥有强大的核心力量，可以助我们轻松完成很多有挑战性的动作。比如"鹿奔""鹤伸""鹤飞"都对稳定性有非常高的要求。没有强大的核心，你根本站不稳。

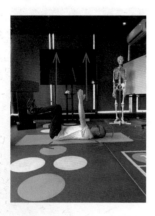

第 1 步 如左图仰卧中立位，四肢朝天，勾脚，下巴微收，膝盖弯曲90°，手臂与大腿与地面垂直。

第 2 步 将一侧手臂上抬，同时对侧腿下落，动作只发生于髋关节，足跟轻轻触地。

第 3 步 可以动态交替练习，也可进行静力练习，同样保持 10 秒，每边3～5 组。

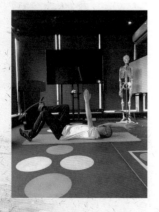

注意 ⚠️

动作的过程可以均匀呼吸，不要刻意憋气。整个过程腰部都不能拱起，可以用一个小毛巾压在腰椎下方辅助，时刻轻轻压住它。保持收下巴，不要仰头。动作要缓慢，有控制地进行，不能太快、太急。

训练强度

首先，你无需过度担忧训练过量的问题，前面介绍的所有动作都是以我们自身重量作为负重，而且动作都来源于生活。但这并不代表就没有过量的风险，只是风险极低。这里有两个关键点你需要注意：一是所有的训练都应该是无痛进行，拉伸时产生的适度疼痛除外；二是训练后的第二天状态应该变好，如果状态变差，则要考虑减量，或者是其他什么因素导致的，比如睡眠质量太差。当然，如果训练后的第二天、第三天出现局部肌肉酸痛是属于正常现象，就像爬山后的第二天腿会酸一样，要加以区分。总之，训练是为了让你的状态更好，如果一段时间内出现下滑或者其他任何不适，还是建议向专业人士寻求帮助与支持，安全第一。

对于所有的拉伸运动，在动作行进至有明显拉伸感时一定要保持20～30秒，才会有很好的效果。拉伸一般每边需要做2～3组，每天2次即可。当然，也可以多拉，这样效果会来得快一些。但是要注意度，过度了第二天拉伸部位会疼，要学会自我把控。如果过度疼痛，也无需紧张，会自行恢复的。其实我更多担心的是大多数人会拉伸不足，因为大家都太忙了。

对于训练，更多的是体会细节，领悟并记住细节，每一个训练都是为生活服务的，要把训练融入并运用到生活当中，不能仅仅只是在每天的训练时间才去按照要求进行。既然学会了如何从凳子上起立，那么当你在生活中起立时就应该那样去做；既然学会了如何爬楼梯，同样地，遇到楼梯时就应该那样去爬，哪怕是上公交车，也不要错过那一级台阶。要学会见缝插针找机会训练，哪怕是在路边等车，路牙也可以作为你的小台阶。这样你的进步一定是飞速的，相反，只注重形式的锻炼，效果必定会大打折扣。

　　我们已经习惯了KPI（关键业绩指标），大多数人都有设定目标，制订计划的习惯。对于未能够按时完成计划的情况，一定要记住"最好"是"更好"的敌人，不要因为一时未能完成，就放弃了计划。对于训练，我向来不喜欢用计划去束缚客户，计划固然可以帮助出效果，但计划会剥夺自由。如果做一件事，先赋予其意义，继而研究它，吃透它，继而从中享受乐趣，可能更加长久，岂不是更好？

　　所以，对于五禽戏，每天练多久由你自己定，我只会告诉你，一套下来大约20分钟，你也可以只选择练习其中的某一个动作。每周练几次仍然由你定，我只告诉你，天天练，肯定不会有什么负作用，但是得到的好处，肯定都是你的。

关于睡姿

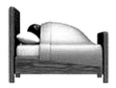

　　毫无疑问，睡眠是生命中不可或缺的重要组成部分。平均下来，我们一生有将近 1/3 的时间都在睡觉。现代的高级文明生活让我们的白天难以避免久坐，且长时间维持在一个固定姿势。那么到了晚上的睡觉时间，我们就必须重视起来，而且身体的生长、新陈代谢的速率也是晚上最快。因此，把控睡眠这个环节显得尤为重要，尤其是处在生长发育阶段的孩子们。孩子的脊柱就像快速生长的小树苗，白天弯了一整天，晚上睡觉又继续弯着长，能不弯吗？

　　那什么样的睡姿最合适呢？
　　古人讲究站如松，坐如钟，行如风，卧如弓。也就是睡觉时卧着要像弓一样弯曲。貌似好像我们现在大多数人侧着、窝着的睡姿都是对的。然而，情况并不是这样，我们忽略了两个重要的因素：一是白天的工作生活状态大不相同，古人没有那么多"久"的时间，往往是动多静少。即便晚上的睡觉姿势不太理想，平衡也不易被打破。你可以选择全天不碰任何电子产品，出门靠双腿，体验两天试试。二是床不同，古代人大多都是睡硬板床，躺在硬床上是很难受的，尤其是体脂低的人，必须侧着睡才能让全身肌肉放松下来。而且在硬板床上侧卧时，脊柱并不会歪斜得很厉害。白天劳作了一整天，晚上在这么一张硬床上，自然要采取一种能让身体放松的姿势才能让身体得到最好的休整。而现代人的情况大不相同，现在的床普遍都非常柔软，躺上去甚至都会陷进去。此时如果选择侧卧，脊柱便会七拧八歪，如麻花一样扭曲着。长期如此，肯定不利于身体的生长发育。趴着睡也不行，为了呼吸，你肯定会把头拧向一侧。就剩躺着睡了，确实，躺着睡最为理想，只要床的软硬合适，脊柱即可维持在中立位，生理曲度也能够很好地维持。当然，如果你非要换张硬一点的床侧着睡，毕竟侧过来睡会给人一种安全感。那建议你在两膝之间夹个枕头，同时再抱个抱枕。这样可以让你的全身肌肉能够最大限度地放松，同时脊柱也不至于拧得太厉害。

然而，现实情况下，大多数人普遍面临的问题是躺着睡不着，即使勉强睡着了，也很快会翻身侧过去。其原因被我总结为一句话："最好"是"更好"的敌人。

得益于现在发达的网络，好的理念与知识传播非常方便快捷。再结合大多数人"要么不做，要做就要做到最好"的良好品格，妥妥地将自己那束刚被点燃的"改变火苗"直接浇灭。他们会通过各种渠道找到各种参数：枕头的高度、硬度、形状，床垫的材质、软硬程度，仰卧睡姿的具体要求……然后，全部一一按照要求去做，接着就无法入眠了。辗转反侧，终于入睡，姿势还是老样子，或者睡着了之后一通翻身，又回到老样子。

破解之法就是循序渐进，慢慢来：先来看看躺着睡会面临哪些挑战。首先，是腰部无法与床面贴合，由于久坐，大多数人的屈髋肌群都处于过度紧张、挛缩的状态。只要一躺下就会拉着腰椎与骨盆，致使腰椎曲度过大。从而导致腰与床面或多或少地空着，无法贴合。肌肉便无法放松，人也跟着无法放松，无法入眠，即使入眠，要么会很快翻身改变姿势，要么坚持到第二天一早，然后起来腰酸背痛，身体非常沉重。其次，是肩部区域非常不适，由于多数人或多或少都有圆肩驼背的问题,在突然改变床面硬度的情况下,肩胛骨会无法贴合床面,有一种悬着的感觉,无法自然放松。因为前面紧张的肌肉会拉着肩胛骨,而之前睡在软床上时后背会陷进去,肩胛骨得以与床面接触,继而有了支持,便可放松。最后,还有最最重要的问题,就是颈部的不适。由于突然换成了高度"最为理想"的枕头,高度可能只有原来的一半。可是原本由于不良工作生活习惯而探在前面的头,一下子还回不来,适应不了如此低的枕头,脖子都卡得慌。由于枕头较薄,头并不会陷进去太多,多数人的后脑勺又比较圆,躺在这样的枕头上就会出现不稳定,要么往左倒,要么往右倒,自然无法放松入眠。

解决的方法是在小腿下面,卡着膝盖窝垫个枕头,即可解决腰的问题。在两侧肩胛骨下面各垫一个小小的毛巾解决肩胛骨的问题,或者也可以提高床的柔软程度,比如床垫多垫一床被子,然后再慢慢提高床的硬度,直至达到合适的硬度。枕头则采用两个方案:一是继续用高枕,不过高度要比原先的低一些,然后慢慢逐步降低至所需高度;二是枕头两边各用一个小毛巾垫高,形成U形枕,这样头就会被固定住,不会左右不稳了。

方法很简单,但是很实用,不过你要明白,这些都只是权宜之计。虽然有些人这样慢慢过渡可以达到目的,但多数情况下,我们还是要配合拉伸训练去解决根源问题。

你首先要通过拉伸解决屈髋肌过紧的问题;然后还要通过拉伸及训练让肩胛骨复位;最后不要忘记颈椎部分的训练,把伸向前面的脖子收回来,这样才不会因逐步降低的枕头而无法入眠。方法都在书上,大家不妨返回去耐心解读,务必耐心实践。

相信我,你并不孤独!知行合一,躬身入局,你定会找回原本就属于你的好状态。